中国医学人文评论

2016

名誉主编　韩启德
主　　编　张大庆
执行主编　王一方　甄　橙

北京大学医学出版社

ZHONGGUO YIXUE RENWEN PINGLUN 2016

图书在版编目（CIP）数据

中国医学人文评论 . 2016/张大庆主编 . —北京：
北京大学医学出版社，2017.3
ISBN 978-7-5659-1577-2

Ⅰ.①中… Ⅱ.①张… Ⅲ.①医学-人文科学-文集
Ⅳ.①R-05

中国版本图书馆 CIP 数据核字（2017）第 056091 号

中国医学人文评论 2016

主　　编：张大庆
出版发行：北京大学医学出版社
地　　址：（100191）北京市海淀区学院路 38 号　北京大学医学部院内
电　　话：发行部 010－82802230；图书邮购 010－82802495
网　　址：http：//www. pumpress. com. cn
E － mail：booksale@bjmu. edu. cn
印　　刷：北京瑞达方舟印务有限公司
经　　销：新华书店
责任编辑：刘　燕　**责任校对**：金彤文　**责任印制**：李　啸
开　　本：889mm×1194mm　1/16　**印张**：7.75　**字数**：203 千字
版　　次：2017 年 3 月第 1 版　2017 年 3 月第 1 次印刷
书　　号：ISBN 978-7-5659-1577-2
定　　价：19.00 元

本书由
北京大学医学科学出版基金
资助出版

主编絮语

从医学人文到健康人文

张大庆

医学人文是于20世纪兴起的以反思医学目的、维护医学尊严以及坚守医学良知等为内容的学术思潮、教改实践和文化运动。若从1919年奥斯勒（W. Osler）提出“医学人文”的概念算起，至今已近百年。回顾近百年医学人文的演变历程，有助于我们更好地认识与理解医学人文学科与医学人文运动的互动关系，把握医学人文研究的热点与趋势，进一步推进我国医学人文学科的建设与发展。

根据医学人文学科的发展特点，可以将20世纪医学人文学的发展分为三波连续的、一次高过一次的浪潮。第一波（1900—1959年）：医学人文学的第一波浪潮源自不同的涓涓细流，比如，古典传统对医学博雅之士的倡导，医学界对自身学科从历史的兴趣、对重要医学人物贡献的追溯，以及对医学与哲学、宗教之间关系的考量。第二波（1960—1979年）：20世纪60年代，西方社会开始对科学技术发展所带来的负面影响有所反思。由此，一批具有远见的科学家与人文学者敏锐地意识到人们需要更加理性地看待现代医学技术的发展，审慎地将这些技术应用于人类。在第二波医学人文浪潮中，学者们对医学人文学科进行了制度化建设，从设立医学人文学和生命伦理学的专门教席，到组建区域性、全国性及国际性的学会。生命伦理学也从书斋研究走向社会服务，并成立了各类涉及医学研究伦理的专门委员会。提倡患者权利与患者安全、主张死亡尊严和安乐死等形形色色的生命伦理运动和生命伦理学逐渐成为医学人文学科中的显学。第三波（1980年至今）：这一阶段也是医学人文浪潮的全球化时期。进入21世纪后，医学人文学的研究又呈现出新一波浪潮。这一波浪潮呈现出医学人文学科的多元化和全球化的趋势，更加关注不同文化之间的交流与对话。医学人文学成为医学教育改革的重要内容。医学人文学科的批判性得到了加强，从伦理学的辩护走向生命政治学与美学批评，并提出了健康人文概念。

2010年，英国诺丁汉大学的克劳福德（P. Crawford）提出了“健康人文学”的概念，并试图论证“健康人文学”是医学人文学未来发展的方向。克劳福德在回顾与分析了医学人文学科的发展及其对医学教育和卫生保健事业所做出的贡献之后指出：尽管医学人文学科已取得了相当大的进展，已成为一个更具有包容性、开放性以及实践性的学科，但是随着医疗卫生事业的发展，除了医师外，护士、医师助手、从事医疗保健服务的相关人员以及患者等都应该在医学人文的发展中做出贡献。因此，克劳福德提出，应将医学人文的概念拓展到健康人文，有必要以新的维度来发展健康人文学科，提供更广泛的健康人文教育与培训。2014年，琼斯（T. Jones）、威尔（O. Wear）和弗里德曼（L. Friedman）共同编撰了《健康人文学读本》（*Health Humanities Reader*）。这标志着一个显著的转变，即从以学科划分研究领域及各自为政的教学与研究模式，转向以问题为导向、协同发展的医学/健康人文，使之在医学和健康文化建设中发挥真正的作用。“健康人文学”不仅面向临床，也关注整体的健康文化问题，例如政治、法律和政府治理策略。“健康人文学”概念的提出，丰富了医学人文的内容，拓展了医学人文的实践范围，唤起了更多的医疗保健和健康从业人员来关注健康事业中的社会人文问题。

目 次

导 论

专 论

别 论

导论

卫生计生文化建设策略研究调研报告

国家卫生计生委宣传司

一、基本情况

2015 年，由国家卫生和计划生育委员会（简称国家卫生计生委）宣传司牵头开展了“卫生计生文化建设策略研究”课题。同年 7—9 月，由国家卫生计生委副主任崔丽、中国医药卫生文化协会会长陈啸宏、国家卫生计生委人口文化发展中心主任奉雯、中国医药卫生文化协会副秘书长苑绍奇等领导分别带队，计生委直属联系单位、白求恩精神研究会和北京大学医学人文研究院的领导和专家学者参与，分别赴广东、浙江、甘肃和内蒙古等省（区）就卫生计生文化建设主题进行了深入的走访调研。调研组听取了当地卫生计生委、疾控中心、部分医院及电视台等单位负责人的汇报并进行了座谈，实地调研了具有代表性的医院、中医院、中药材种植科研示范基地、博物馆、影视基地和健康促进示范村（社区）等地点。

这次调研活动得到了相关省卫生计生委等单位的高度重视和精心安排，在选择调研对象上，采取了东西（部）兼顾、点面结合及相得益彰的策略。调研行程安排得紧凑、高效。在调研活动过程中，调研成员还对各调研单位提出的问题进行了回应，为解决地方困难、促进各地卫生计生文化发展积极献计献策。各调研组都认真撰写了小组调研报告。各调研单位报送了本单位文化建设的做法和经验，并由相关领导及专家提出了意见和建议。

二、各地各单位的主要做法和经验

1. 领导在思想上高度重视，在行动上示范引领

各省（区）各级领导高度重视卫生计生文化建设，将文化建设作为卫生计生工作的灵魂工程，积极开拓思路，采取有力的措施推动卫生计生文化的发展，为卫生计生文化建设投入了大量资源。例如，浙江省将卫生计生文化建设作为浙江省建设“文化强省”的重大战略举措积极推进，将文化建设作为“健康浙江”的六项重要任务之一写入省政府工作报告。甘肃省卫生计生委主任刘维忠亲自撰写了《微博论政》等书，带领卫生计生工作部门投身卫生计生文化建设。内蒙古自治区和鄂尔多斯市卫生计生委从大健康的角度着眼，通过实施“大文化、大旅游”战略，着力打造“健康城市”建设示范基地。在各级领导的重视下，政府主管部门投入了大量的人力、物力和财力支持文化建设工作。甘肃省卫生计生委投入了 1000 多万元支持卫生计生题材的戏曲演出。甘肃省庆阳市投入 5.2 亿元建设了“岐黄中医药文化生态园”，大力弘扬岐黄养生保健文化。

2. 以文化价值观推动卫生计生事业的发展

各地各单位卫生计生文化工作以发展为导向，与党建工作紧密集合，与核心业务紧密结合，开展了各种形式的文化建设活动。例如，浙江省立同德医院将文化建设与实现本医院的转型发展和二次创业紧密结合，将文化建设写入五年规划和中长期发展战略规划，并贯穿于队伍建设、医疗服务、学术研究和党团工作等方面，使医院文化内化于心、外化于形，成为引导发展、凝聚人心和激励干劲的重要力量。浙江大学医学院属第一医院将文化建设工作与工会工作和共青团工作紧密地结合在一起，不断提高职工满意度。浙江省中医院将文化建设与党风廉政建设紧密结合，总结出了“六廉文化”，并在全院开展学习教育活动。中国人口宣传教育中心承担了中央电视台“人口”栏目和中央人民广播电台“中国人口”栏目两个独家平台的节目制作工作。该中心几十年来着重弘扬科学、文明和进步的人口文化。中国人口文化促进会以有 22 年历史的中国人口文化奖为抓手，引领文艺界关注和参与人口文化作品的创作。近年来促进会协助宣传司开展文艺作品审查，组织创作精品力作。中国医药卫生文化协会积极筹划中国健康博物馆的建设，打造健康文化国家精品。国家卫生计生委人口文化发展中心开展了健康文化理论研究工作，提出了对健康文化内涵和外延的界定，展现了健康文化对全民健康的影响力。人民卫生出版社履行“世界卫生组织卫生信息和出版合作中心”的职责，通过出版向全世界传播中国健康文化。中国人口出版社精心打造了“新家庭文化屋”知名品牌，并在全国建立超过 8 万个文化屋，受到了群众普遍的欢迎。

3. 立足地域特色，满足群众的健康需求

我国幅员辽阔，地区之间差异很大。各省在卫生计生文化建设中因地制宜，立足本地的实际情况，探索出了各具特色的方式来满足群众的健康需求。例如，广东省东莞市寮步镇结合莞香具有的养身、养心和养神等功效，依托中国沉香博物馆这一平台，向群众普及莞香的中医养生知识。从去年 12 月开放至今，博物馆向各类人群普及莞香养生知识 10 万余次。浙江省弘扬“十里红妆”和“梁祝文化”等传统婚育文化，开展了“婚育新风进万家”活动，形成了带有浓郁地方特色的婚育文化。甘肃省充分利用戏曲这一最受当地群众欢迎的形式传播健康文化，创作了《草原曼巴》《黎秀芳》《女儿如花》及《百合花开》等大量以卫生计生工作为主题的历史和现代戏曲，以传播卫生计生文化，普及健康知识，提高群众的健康素养。内蒙古自治区鄂尔多斯市卫生计生委通过大力支持民间传统——手工剪纸开展卫生计生工作的宣传动员，受到了当地农民和旅游者的喜爱。

4. 坚持开拓创新，利用多种形式推动文化建设

各地解放思想，在理念和方法上不断创新，探索出多种新方式来推动卫生计生文化建设。在理念创新方面，广东省在宣传中并不追求高、大、全的形象，而是更注重人的情感，用朴素的语言、真挚的感情及实际的行动打动人和感染人。他们在七夕节的时候，与援非医生的妻子进行连线，由“南方网”实时网络直播，取得了很好的效果。

在方法创新方面，各地善用“互联网＋”思维，以实现卫生计生文化宣传的全覆盖。以互联网为主体的新兴媒体打破了报刊、广播和电视等传统媒体单向传播的宣传格局，已经成为重要的舆论宣传阵地。在新旧媒体融合的“全媒体时代”，必须做好正面宣传，抢占网络阵地。为此，浙江省一方面通过传统媒体开展健康宣教，如在电视台开设《浙江名医馆》等健康栏目，并办了

健康相关杂志等。另一方面，他们积极开拓新媒体健康宣传渠道，通过“健康浙江”微信公众号发布全面、权威的健康知识，以群众喜闻乐见的动漫形式制作健康科普短片，努力形成报刊、广播、电视、电影和互联网等各种媒体多样式、多层次及多维度的正面宣传格局。各医院也推出了微信公众号等新媒体平台。例如，浙江大学医学院附属邵逸夫医院的微信号在开通1年内发布消息近1200条，被10万多读者关注，阅读量高达1000万人次。又如，广东省于2014年举办了国内首届“广东医生”微电影大赛，得到了全省卫生计生人员的积极响应。医护人员的创作热情空前高涨。在2015年护士节，广东省卫生计生委举办了“微摄影、微电影、微视频、微演讲”大赛，在短短1个月的时间里，就收到了3557件参赛作品。在投票期间，活动关注人数高达40多万，投票人次高达80多万，取得了很好的宣传效果。河南省也努力通过艺术的视角展现医疗卫生行业的魅力，使观众在欣赏中理解卫生行业，产生思想共鸣，树立行业思想。河南省推出的《中国爱心快闪》公益片视频被上传网络后，当天点击量即突破10万次，引起了社会各界的广泛关注。由医生、护士、患者、园丁和保安等人主演的《河南省胸科医院 style》，点击率接近10万，取得了良好的宣传效果。

5. 树立先进典型，打造传播文化精品

各地各单位高度重视树立典型人物和打造文化精品。浙江省推出的浙江省皮肤病防治研究所上柏住院部医疗队被中宣部授予“时代楷模”的荣誉称号。该医疗队在人民大会堂等地做了40多场报告，并受到了刘延东副总理等中央领导同志的接见。广东省成功宣传了“时代楷模”徐克成、“南粤楷模”车小燕、张卫达团队、骆抗先及詹红等典型人物。他们的先进事迹深入人心。在推出文化精品方面，甘肃省推出的秦剧《百合花开》和电影《甘南情歌》、内蒙古自治区制作的《生死依托》以及浙江省推出的越剧《我的姨娘我的娘》等一批卫生计生题材的文艺精品都获得了中宣部精神文明建设“五个一工程”优秀作品奖。河南省推出的《精诚大医》荣获第16届美国洛杉矶国际家庭电影节最佳启蒙奖和鼓舞奖。健康教育中心参与、支持并协助影视剧制作公司制作了《生死依托》《医者仁心》及《历史永远铭记》等热播电视剧，社会反响良好。《健康报》开设了“文艺与健康”专栏，以搭建文化艺术界与卫生计生行业交流的平台，传播医学人文核心价值。《中国人口报》推出了“最美”系列评选宣传活动，让读者从每一个先进典型身上感受到积极向上的文化价值。

三、存在的问题

调研组经过深入讨论，发现在我国的卫生计生文化建设工作中也存在一些亟待解决的突出问题。

1. 对卫生计生文化建设的认识不到位

全国卫生计生文化的建设缺乏顶层设计，各单位对卫生计生文化建设的内涵理解不一致。部分单位和领导认识不到位，认为文化建设就是搞好本单位的文体活动，仅是众多业务中的一项辅助性、边缘性工作；对健康文化的发掘还比较表浅，多数停留在如何养生保健上面，缺乏对生命观、生死观和健康观的深入思考。

2. 卫生计生文化建设协调联动机制有待加强

文化建设是一项系统工程，需要政府牵头和政策支持，各部门联动，动员社会资源积极配合，才能持续、健康地发展。目前仅仅靠卫生计生部门的努力独木难支，需要协调相关部门群策群力，还需要进一步拉动社会资源以提供资金支持。

3. 高端人才亟待补充

当前卫生计生文化建设人才队伍亟须补充，尤其是既懂卫生计生工作又熟悉市场运作的高端专业人才。

4. 社会宣传力度不够，宣传效果有待进一步提升

相关的文化产品主要还是在系统内传播，对系统外的影响和吸引力还有待加强，产生广泛而深刻影响的重大成果不多。

此外，在卫生计生文化平台和基地建设与整合上还需要进一步加强。

四、政策建议

为了解决调研中发现的问题，调研组提出了以下建议：

1. 加强顶层设计，将文化建设作为卫生计生工作的重要内容

卫生计生文化建设不仅与中央关于培育和践行社会主义核心价值观的总要求密切相关，而且是党中央“四个全面”（全面建成小康社会、全面深化改革、全面依法治国及全面从严治党）的战略布局不可或缺的组成部分。我们要深刻认识卫生计生文化建设的重要意义，加强国家层面卫生计生文化的顶层设计，将卫生计生文化建设作为全国卫生计生工作的重要内容，制定有针对性的支持政策和管理规定。同时引导各省把卫生计生文化纳入本省的卫生计生规划中，明确“为什么干”“干什么”“谁来干”和“怎么干”的问题，对“十三五”期间的卫生计生文化工作进行全面部署。

2. 加强行业文化建设内涵的提炼和归纳工作

对卫生计生文化核心价值观的内涵进行归纳和表述是一项有高度理论性与实践性的工作，历来受到党和国家领导人的高度重视，也是行风、院风和作风建设的基准点。建议在全面了解全国卫生计生行业文化建设现状的基础上，认真学习毛泽东主席的《纪念白求恩》以及习近平总书记在2014年接见援非医疗队时提出的行业精神，并借鉴“大医精诚”“希波格拉底誓言”“南丁格尔誓言”及“新世纪医师职业精神——医师宣言”等，尽快归纳出卫生计生文化的核心价值观，并使这种价值观贯彻于卫生计生规范中，从而有利于开展行业文化建设工作，规范行业工作者的思想和行为。

3. 加强基地建设，发挥引领示范作用

建议将具有悠久的历史传承、丰富的物质文化载体以及涌现先进典型的单位建设成先进的卫生计生宣传基地，使这些基地成为宣传职业精神的窗口，成为文艺工作者体验生活和开展文化创

作的平台，打造卫生计生文化精品，从而发挥引领示范的作用。另外，建议对“新家庭文化屋”的形式进行创新，将其继续作为卫生计生宣传工作建设的重要内容和重要宣传平台。建议由国家卫生计生委出台基地建设和评价标准，并组织有关机构评审。

4. 积极运用市场机制推动卫生计生文化建设

应设立卫生计生文艺作品与电视精品栏目推广平台，拓宽优秀卫生计生文艺作品的筹资和推广渠道，并吸引文艺工作者投身于卫生计生题材创作，推出一批质量好、口碑佳以及在社会上有巨大影响力的卫生计生栏目。借鉴平遥古城和凤凰古城等成功案例，积极引导社会资本参与卫生计生文化建设，探索成功的商业运作模式，增强自身造血功能，实现政府和企业的双赢，从而惠及当地的民生建设。

5. 加强宣传工作，营造良好的社会舆论环境

要继续坚持开展正面宣传，拉近广大群众与卫生计生工作的距离，树立良好的行业公众形象，提升行业的社会知名度和美誉度。在宣传中要实现“宣教合一”，对公众传播健康知识，塑造豁达的生育观、健康观、生死观和医疗观。对卫生计生行业人员需要培育职业精神，提升行业内的道德自觉与精神境界。在宣传方式上要坚持创新发展，善于借助新媒体平台开展文化宣传，通过典型示范与系统培训，使各级卫生计生机构宣传部门、医患纠纷调解部门、医护人员以及卫生计生人员能够学用、能用、会用和擅用互联网技术。在全国范围内鼓励和推广微摄影、微电影、微视频及微演讲比赛等活动，引导卫生计生工作者乐于发声、善于发声，向社会传递理性和建设性的声音，为构建和谐的医患关系做出贡献。

6. 加强重大题材的选题工作

建议由国家卫生计生委牵头制定重大卫生计生文化工作立项选题规划。目前，对于我国的卫生计生领域仍有不少重大题材没有优秀作品加以反映（如中国援外医疗队常年服务于亚非拉人民的事迹），深刻反映白求恩及柯棣华等一批国际友人光辉事迹的影视作品仍有待创作。建议国家卫生计生委联合中共中央宣传部及中央电视台等单位制定重大卫生计生文化工作立项选题规划，有步骤、有计划地制作一批新的影视作品，并在中央电视台等影响力较大的主流媒体播放。

7. 强化基层文化宣传队伍建设

充分发挥各级卫生计生文化宣传部门和工作者的作用，利用他们常年深入基层、比较了解群众需求及容易得到群众认可的优势，广泛开展百姓喜闻乐见的文化活动，将健康和卫生计生文化下沉至社区，送至群众身边。继续深化卫生计生队伍融合，相互取长补短。比如，在医院内开设文化宣传阵地，为医院提升宣传效果、缓解就诊压力、普及医疗常识以及促进医患互信互助起到良好的促进作用。

试论“大健康观”

闫希军　闫凯境　吴廼峰　朱浩彬　单书健

习近平总书记在不同场合强调了健康与小康社会之间的关系，认为“人民身体健康是全面建成小康社会的重要内涵，是每一个人成长和实现幸福生活的重要基础。”“没有全民健康，就没有全面小康。”

如今，“大健康”[1]不仅广为人知，更体现在政府的顶层设计上。2015 年 11 月 4 日，十八届五中全会审议并通过了《中共中央关于制定国民经济和社会发展第十三个五年规划的建议》。其中“健康中国”和生态文明建设被写入“十三五”规划，意味着“大健康”已经上升为国家战略[2]，富有远见的地方政府也将其纳入了地方产业规划[3]。

在健康中国的建设过程中，特别需要能够统摄国家、社会和个人三个层面的价值观来引领大健康事业的实践。我们认为，这一价值观即“大健康观”。

一、什么是“大健康观”

世界卫生组织（World Health Organization，WHO）创立之初就将“健康”定义为一种心理、躯体和社会康宁的完满状态，而不仅是没有疾病和虚弱[4]。该定义促使人们从多个维度重新审视疾病与健康。半个世纪以后，人们逐渐认识到健康应该是整体、全面的健康：躯体健康、心理健康、心灵健康、行为健康、社会健康、智力健康、道德健康及环境健康。这就是社会正在形成的对“大健康”的认识。具体地说，“大健康”是经过价值启蒙后所凝结的健康价值共识以及在健康实践活动中的表现，表现在生活方式、身体能力、个人修为、对健康的理念和态度以及社会习惯和文化上。“大健康”的核心是人们出于对健康的高度重视和全面理解形成的健康价值共识，它驱动着大健康实践的发生并决定其走向。

人类在与自然和社会交往的过程中，必然形成一定的健康价值判断和生命信念。这些价值观念在人们的生产和生活中进一步凝聚、抽象和升华，融入区域或民族对健康的核心价值，并表现为处理各种生存问题时所特有的比较稳定的立场、观点和态度，其总和即为价值观。“大健康观”就是以大健康实践为基础，通过凝聚、抽象和升华等理论建构方法形成的一整套科学表述的，达到相当理论高度的原则、规范、理想和信仰，并具有哲学内核和现代叙事特征的健康价值观。

在此，我们尝试对“大健康观”进行定义：“大健康观”就是以人类的健康和民族的健康为根本的健康价值存在论；以人（生理的与心理的）、社会及生态和谐为特征的健康价值本质论；以追求天人合一、形神和一及遵循健康生活方式为特征的健康价值方法论；以实现躯体健康、心理健康、履行社会责任的能力健康、道德健康，以及提高生命质量的整体、全面及全社会健康的健康价值目的论。

闫希军、闫凯境、吴廼峰、朱浩彬、单书健，天士力研究院。

二、“大健康观”何以谓“大”

健康产业之大，是指健康议题与实践包罗万象，同时她也体现在健康的大观念、大格局和大实践中。

21 世纪初，皮尔泽（P. Pilzer）在《财富第五波》（*The Willness Revolution*）中指出，健康产业将成为继第四波网络革命后的产业之星。今天，在美国，健康产业已经是第一产业，占国民生产总值的 16%，规模达 2 万亿美元。而中国在未来的一二十年中也会出现类似的发展趋势。健康产业广泛分布于农业、工业、服务业、信息产业和生物科技等产业中。

艾德勒（MJ. Adler）在《大观念：如何思考西方思想的基本主题》（*How to Think About the Great Ideas*）一书中将“大观念”阐释为理解人类自身、社会和世界的基本的、不可或缺的观念。这些观念一直是人们思考和探究的对象，是人类思想的共同根系。大观念之所以重要，不仅在于它是人类智慧和灵性的沉淀，更重要的是它所具备的价值观念。相对于作为人类社会发展引擎的自然科学而言，大观念及其背后的哲学和社会科学则是人类社会发展的方向盘。它们在精神和道德层面指引着人类的发展方向。

21 世纪，人类面临了诸多问题。仅仅从狭隘的学科条块思维出发是无法深入思考这些问题的，更谈不上解决它们。人类需要更广阔的思维方式与实践框架。设置框架有利于深入探讨问题的本质。然而，在聚焦于框架内进行探索的同时，人们往往容易忘记框架之外的事物。当较小的框架无法满足人类的需求时，就应当将其扩展开来。正如从太空中拍摄照片有助于我们更清楚地观察整个地球一样，跳出医学本身的框架，从外部观察疾病与健康，则有助于我们更好地理解其复杂性和重要性，也有助于理解医学发展的方向。

大科学观、大教育观、大经济观、大历史观和大军事观等“大观念”已被人们广泛接受，并推动着社会的进步。在“大观念”的指引下，相关领域的发展表现出规模化、协同化和跨领域的态势。如果以更大的框架考察人类事务，我们就能够洞悉出一些新的进路、主题和模式，为看似杂乱无章的人类行为提供背景和意义，并为可能的解决之道指明方向。

1. 科学发展中的“小”与“大”

科学发展至 19 世纪时，学科划分日益明显，导致人类由大框架和大格局认知所产生的洞见已然消失不见。20 世纪上半叶，注重微观和局部的学科研究已形成一统天下的局面。

20 世纪六七十年代，科学界重新倡导大框架和大格局，“大科学”范式开始发端。其原因在于，当时的科学突破为打破学科界限、自由交流信息以及快速发展通信技术提供了基础，使人类综合搜集和研究复杂多样的资料成为可能。全球化和环境运动等现象也有助于人类跳脱出固有的框架看待自身的活动：人类逐渐意识到自身活动对环境的影响表现为对能量流的控制越来越强，从而以牺牲其他物种的代价换取不可持续的一己繁荣。有识之士呼吁探索可持续的未来发展之路。人类只有基于更宏观的视角去观察这个时代各种基本力量的动态消长，才能更好地理解人、生命、社会运作的方式以及我们的未来之路。

1963 年，普赖斯（DJD. Price）在《小科学与大科学》（*Little Science，Big Science*）一书中首先使用了“大科学”一词。1961 年，温伯格（A. Weinberg）在《科学》（*Science*）杂志上发表了《大规模科学对美国之影响》[5]一文，并在 1967 年的专著《大科学的思索》（*Reflections on Big Science*）中论述了“大科学”现象。他指出，第二次世界大战后，学术研究与“大政府”

和“大工业”的绑定越来越紧密并出现了转向：从科学家的个体努力转向集体协作，大型、跨学科及由政府资助的研究开始作为科研的新型组织形式[6]。大科学已成为新的科学范式，如曼哈顿计划、国家空间计划、人类基因组计划及人类脑计划项目等都是典型的“大科学”和“大研究”[7]。

除了规模和尺度外，“大科学”与“小科学”之间的区别还在于，“旧科学”的发展主要属于假说驱动和仪器驱动模式，大科学则属于数据驱动和平台驱动模式。假说驱动和数据驱动反映的是两种不同的科学认识论，仪器驱动和平台驱动则反映了不同的科学工具论及跨学科特性[8]。今天，个体研究者依然是科学理论发展的重要来源，但在理论的实证检验上越来越依赖于大规模建制和平台（不仅局限于科研平台，也包括产业平台），同时也意味着高成本。

2016 年 3 月，谷歌“阿尔法狗”（AlphaGo）完胜前围棋世界冠军李世石。这一事件让世人惊呼人工智能时代即将到来，“大数据”开始被一般大众认识。大数据发端于 20 世纪中叶的信息科学以及世纪末的复杂性科学，目前发展迅速。麻省理工大学与人工智能实验室（Massachusetts Institute of Technology's Computer Science and Artificial Intelligence Laboratory，CSAIL）建立了大数据科学技术中心，致力于科学与医药发明、企业与行业计算。牛津大学成立了大数据医药卫生科研中心，通过搜集、存储和分析大量医疗信息，确定新药研发方向，从而减少开发成本，同时为发现新的治疗手段提供线索。自 2005 年起，国际商业机器公司（International Business Machines Corporation，IBM）已收购了 35 家大数据公司，总花费超过 160 亿美元。我国也正在积极开展大数据的相关研究与部署，地方政府也对大数据战略高度重视。上海、重庆、广东、贵州、河南和承德等省市也都推出了各自的大数据发展规划。

人类已经迈入大数据时代。这不仅是技术革命，还必将带来世界观、认识论、方法论、价值观和伦理观诸多方面的深刻变革。大数据之“大”，指其能带来新的认识、知识和价值，最终在实践中转化为“大知识”“大科技”和“大发展”。

2. “大”是一种思想，一种哲学

或许有人认为，“大”与“小”仅是多余的形容词：失去了健康，就是去了一切，对其高度重视就已足矣，有什么必要在“健康”前冠以一个形容词呢?

在中国的文化语境中，“大”绝不仅是简单的形容词，更蕴含着深厚的哲学思想。“大”是一种人文观念、哲学概念和思想范畴，具有极大的抽象涵盖性，体现了民族心理和文化特征。

在先秦哲学，尚“大”是一种思维范式。

“大”在《老子》中一共出现了将近 60 次，有的“道”有关。如“吾不知其名，故强字之曰道，强为之名曰大。大曰逝，逝曰远，远曰反。故道大，天大，地大，人亦大。域中有四大，而人居其一焉。”老子将“一大”与“一道”的哲学概念联系起来，以表示天地大道的无与伦比。

在《论语》中，有的“大”具有崇高、广大和光辉之意。如“大哉，尧之为君也！巍巍乎，唯天为大，唯尧则之。荡荡乎，民无能名焉。巍巍乎，其有成功也。焕乎，其有文章。”《论语》有时也使用“大”表达关乎人自身的伦理道德上的褒奖。

在《庄子》中，“大”主要指浩瀚博大和雄浑磅礴的境界。“天地有大美而不言。”又说：“夫天地者，古之所大也，而黄帝、尧、舜之所共美也。”庄子认为天地最“大”，是最高的美，因天地是“道”的体现。人作为生命个体，只有合于大自然的运行规律，才能达到天人合一和“至美至乐”的最高精神境界。

“大”在《孟子》中出现了 100 余次，如“充实之谓美，充实而有光辉之谓大”。“大”比一

般的“美”在程度及范围上更甚，其含义是“充实而有光辉”。“充实”是指道德修养上的充实，有崇高之意。

从现代哲学层面理解“大”，既指量变，更指质变。“大健康”一词既是时代的呼唤，也反映了哲学智慧的开启。耐人寻味的是，普莱斯（DJS. Prile）的著作《小科学、大科学及其他》（*Little Science*，*Big Science and Beyond*）属于科学哲学类图书，第一章即是“科学之科学”[5]，其意蕴恰可与赵敦华教授提出的“大哲学”概念相对应[9]。

3. 大健康观之“大”

大健康的产生有其独特背景。随着对疾病本质认识的深入，人类将认知触角深入到“新”的领域——健康。既往以疾病为中心的模式无法有效地照应到人类的健康，因此，必然要构建新的认知框架来解释健康现象。也只有在新的“大健康”认知框架下，人们才能对健康和疾病进行更为有效和科学的认知。这种新的认知也是人类在健康领域深入探索与实践的逻辑起点。

在以疾病为中心的医学领域之外，健康经济学和健康心理学等已经开始了对健康的探索。重要的是，在医学领域，以健康替代疾病作为医学中心问题的呼声也由来已久。在这种情况下，“大健康观”的出现既是一种合力的结果，也是一种大趋势。

“大健康观”之所以“大”，是因为其具有一定的理论高度。“大健康观”允许我们提出一些非常大的问题，进而有助于探索人类健康实践中更为宏大的议题。“大健康观”的大框架不仅有助于人类理解与处理自身的健康与疾病，也有利于整个人类、社会和生态的和谐发展。

“大健康观”之所以为“大”，是因为健康是横跨科学、经济与社会文化的“大领域”。“大健康观”亦关注多层次主体（个体、社会和国家）的健康需要和利益，有明显、广泛和巨大的社会效应，具有引领未来健康维护的价值高度。

“大健康观”之所以为“大”，是因为她提升了健康问题在社会体系中的地位和作用。她有利于将健康从社会认知的“后台”调入“前台”。如果说生物医学是在疾病的背景下探索如何摆脱疾病而重获健康的实践，那么“大健康观”框架能将眼界拓宽至整个人类的健康维护和促进。“大健康观”促使我们询问人类的健康与疾病的关系，对患病前后的状态都有所关照，有利于将人放在更大的背景中看待。

“大健康观”将疾病和健康视为整体，努力对人的健康作出统一的叙述，并强调跨学科的可能性和必要性。她拓宽了医学的认知及实践的时空范围，以健康作为新的科研与实践场域，为其发展带来了新观念和新模式，并促使我们提出新问题，或者重新认识和思考一些原有的问题，并寻找新的解决路径。

三、国家健康价值观是“大健康观”的核心

托克维尔（A. Tocqueville）认为，如果没有共同的观念，就没有共同的行为。如果没有共同的行动，人固然存在，却不存在社会群体。为了社会的存在，必须借助某些重要的观念将公民的精神聚合起来，使其凝成一体[10]。社会是人与人以及各种目的之间相互发生作用的价值共同体。现代国家不仅是文化、地域、民族和意志上的共同体，更应该是一个价值共同体，而构成价值共同体的基础是共同体内部的价值共识[11]。

国家健康价值观是指政府制定的国家健康目标。国家在体制、形式和职能等取向上作出相应的选择。国家健康价值观是国民所接受的共同健康观念。它是与健康相关的价值知识、实践准则

和价值理想系统有关，并在历史中积累而成。国家健康价值观具有群体认同基础，同时是国家参照人类健康发展趋势而构建的共同价值信仰。

健康是国家富强和人民幸福的重要标志。习近平总书记指出："没有全民健康，就没有全面小康。"十八届五中全会提出了"健康中国"的国家战略部署，其核心是健康优先。"健康中国"凝聚了政府、社会和全体国民的共同理想，反映的是国家健康价值观的目标。

"大健康观"以国家健康价值观为核心，以此为指导的大健康事业将为人民创造出更多的健康福祉，为实现中华民族伟大复兴的中国梦做出应有的贡献。

1. 健康第一，小康社会必须是健康社会

在《礼记》中，小康与大同相对应，指在古代的自然经济条件下国家安宁清明和百姓丰衣足食的社会状态。这也是当时人们对理想社会的向往。"小康"也是众多仁人志士寻求社会变革的奋斗目标。改革开放后，中华民族对小康社会有了更为清晰的认识。1979 年，邓小平提出，中国现代化所要达到的是小康状态。"小康社会"从此成为中国人迈向物质文明社会的代名词。

2013 年 8 月，习近平总书记明确指出："人民身体健康是全面建成小康社会的重要内涵，是每一个人成长和实现幸福生活的重要基础。"习近平总书记的讲话进一步丰富了"小康社会"战略目标的科学内涵和要求。

"民强则国强。"小康社会的"康"有丰富的健康内涵。全民身心健康是建设全面小康社会的时代要求[12]。目前，中国已经成为世界上第二大经济体，人民的物质生活水平已有了大幅提高。但是，不应将小康社会误读为是对国内生产总值（gross dometic product，GDP）的单纯追求。国民整体素质的提升将成为描绘全面小康社会蓝图的浓墨重彩，其中对全民健康的期待正成为全面小康社会时代内涵的新注脚。

2. 健康是资本

在经济社会中，人的健康价值体现在对健康的有效付出。人口的健康状况关系到人力资源和人才资源的数量与质量，关系到生产力水平。这些都是影响建设小康社会的重要因素。

健康既是一种价值，也是一种资本。在所有国家，普及基本医疗服务和提供公共卫生保健是投资于健康的主要方式。

格罗斯曼（GM. Grossman）指出，健康的内在价值是生产健康所需要的物质和劳务投入。健康的外在价值是人类健康所创造的财富，包括社会财富、个人财富、物质财富和精神财富。森（A. Sen）提出了"可行能力视角"，即关注人们能够有效地去做的事和成为他们想成为的状态。她将健康视为最重要的可行能力，同时也是健康内在价值的体现。这种价值就是健康的经济学价值[13]。

健康作为一种资本，强调人以健康的生产力为社会发展所做出的贡献。这是社会发展的先决条件。健康作为人类社会永恒的主题，不仅是国家和社会进步的指标，也是国家竞争力的组成部分，更是一个国家可持续发展的推动力。

国家层面的健康管理必然要以人为本，强调人与自然和谐发展，尊重历史和文化，并注重本土化。国家发展的根本在于是否有足够健康的人力资源。调整好个体健康与社会之间的关系，促使个体健康价值最大化，这是重大的使命与任务，也是建设小康社会的重要目标。

3. 健康是基本人权，也是政府的责任

1948 年《世界卫生组织组织法》首次提出了"健康权"的法律概念。健康权是指无论种族、

宗教、政治信仰、经济或社会条件如何，享有尽可能高的健康水平是每一个人的基本人权。1978年《阿拉木图宣言》确认健康权是普世权利之一。此后，健康权逐步被国际法与各国法律确立为一项基本人权。

2000年5月，联合国《经济、社会和文化权利国际公约》（*International Covenant on Economic*，*Social and Cultural Rights*，ICESCR）第12条发表的第14号一般性意见强调：健康是行使其他人权之前的一项不可或缺的基本人权。健康是每个人都有权享有，并且有能够达到的、有益于过上体面生活的最高标准。

健康权是人的重要权利，也是人类生存和发展的重要前提。《中华人民共和国民法通则》也规定"公民享有生命健康权"。需要指出的是，健康权的国际标准仍有待进一步确定，并且与健康权相关的经济和社会权利是逐步实现的，并非一蹴而就。形成比较完善的全民健康和医疗卫生体系是我国全面建设小康社会的目标之一。

2012年党的十八大报告提出，要为群众提供安全、有效及方便的公共卫生服务。这是政府在实现健康权上负有提供基本卫生保健等诸多义务的体现。我国还应该通过制定基础性的卫生法，依据有关健康权的国际条约与相关国际标准，并结合现实国情，对政府在提供基本卫生保健方面的职责以法律的方式予以明确，并通过明确法律标准和公共政策改革使健康权获得保障，逐步实现人人平等享有健康保障的和谐社会。

实现健康社会不仅是政府的责任。作为社会的基本构成元素，个人健康关乎国家的兴亡和民族的延续，维护和促进健康是每个人必须承担的社会责任。公民应该从自身做起，关注个体健康，共同构建健康社会。

4. 健康中国是国家战略

1998年WHO提出了21世纪健康发展战略，进一步强调世界各国应该致力于建立健康家园、健康学校、健康社区和健康城市，以至"健康国家"的发展战略。

从"健康个人"发展到"健康国家"的战略思想，在国家层面上为医疗卫生服务的发展明确了新的方向，构建了新的社会健康价值理念，将传统的医疗卫生服务模式转变成整个国家和全体居民共同参与的一场社会运动，使追求健康成为全社会的共同理念。"健康国家"发展战略不仅指为居民提供了完整的医疗卫生保健服务，而且应该前瞻性地营造一个健康的社会环境，甚至是一个健康的经济发展机制与政府管理体制。"健康国家"发展战略是跨部门与学科，并与社会各项政策相关的发展战略，也是将影响健康的因素与其相关政策有机结合起来的一种发展规划，同时还制定了各种可供选择的具体措施与评价指标。

"健康中国"战略是旨在全面提高全民健康水平的国家战略，是在准确判断世界和中国卫生改革发展大势的基础上，在深化医药卫生体制改革实践中形成的一项需求牵引型的国民健康发展战略。

《"健康中国2020"战略研究报告》指出："健康中国2020"战略是以科学发展观为指导，以全面维护和增进人民健康，提高健康公平，实现社会经济与人民健康协调发展为目标，以公共政策为落脚点，以重大专项和重大工程为切入点的国家战略。实施"健康中国2020"战略是构建和谐社会的重要基础性工程，有利于全面改善国民健康，确保医改成果为人民共享，也有利于促进经济发展方式的转变，充分体现贯彻落实科学发展观的根本要求。

我国政府已将"推进健康中国建设"提升为国家战略，作为衡量全面建成小康社会的重要标志之一。这是促进人的全面发展和社会和谐进步的必然要求，体现了国家维护健康的政治承诺。

目前，我国政府在《国民经济和社会发展第十三个五年规划纲要》的基础上，正在编制《“健康中国2030”规划纲要》。新纲要强调以人的健康为中心，以深化医药卫生体制改革为动力，以健康促进和提高生命全程的质量为目标，通过将健康融入所有政策的路径，建设健康中国。

“健康中国”战略是促成全民健康与全面小康“同频共振”的国策和民生大计，是国家的奋斗方向，是实现中华民族伟大复兴的中国梦的坚实健康支撑。

四、中医健康观是大健康观的重要组成部分

在2000多年的实践过程中，中医为中华民族的繁衍和健康做出了重大的贡献。中医蕴含着许多宝贵的思想和行之有效的方法。中医主张“天人合一”，认为健康的关键在于天地人和、神气形和，人应该顺应天时，调摄保养。在治病防病上，中医注重治发机先和防治未病。

中医的理念和方法反映了未来健康发展的趋势：从宏观上整体认识生命现象，将高度分化与高度综合统一起来。将宏观整体和微观局部相结合的思路日益受到医学界的普遍重视。中医具有简、便、验、廉的优势，对解决现实的医疗问题有着很强的现实意义。

1. 天地人和，神气形和

中华传统文化将自然与生命的关系概括为天道、地道和人道。地道是自然之道，人道包括天人之道、生命之道和社会之道。自然之道、社会之道与生命之道和而不同，又相交相通。《老子》论社会之道，而兼及自然之道与生命之道。《周易》论自然之道，而兼及社会与生命之道。《黄帝内经》论生命之道，而兼及自然与社会之道。大道是自然和生命之道。大道无所不容，囊括宇宙，包罗万象，遍及各个领域。以天人相应为基本内核，《黄帝内经》综合观察天地人事，抽象形成了阴阳五行、脏腑气化为框架的概念体系。

中医与中华文化水乳交融，体现了以人为本的生命之道。以人与自然共生的方式追求生命与健康的本原，以与社会互动的方式探究心身奥妙，追求人与自然及社会的和谐。

2. 顺应天时，调摄保养

中医养生观在《黄帝内经》中是非常重要的内容。《黄帝内经·素问·四气调神大论》说：“是故圣人不治已病治未病，不治已乱治未乱，此之调也。”强调了未病之时的养生之道，以保持身体常处于健康状态，不要“病已成而后药之”，以免受疾病之苦。

《黄帝内经》中的养生理论主要包括：顺应四时阴阳变化；中和有节，调养形神；恬淡虚无，真气从之；调气养生。《黄帝内径·素问·上古天真论》说：“上古之人，其知道者，法于阴阳，和于术数”“嗜欲不能劳其目，淫邪不能惑其心，愚智贤不肖，不惧于物，故合于道”。通过践行养生之道，达到神气形和通的协调统一，就是养生的成功，如《黄帝内经·素问·上古天真论》说：“故能形与神俱，而尽终其天年，度百岁乃去”“上古有真人者……独立守神，肌肉若一，故能寿敝天地”“有至人者……积精全神……益其寿命而强者也”“有圣人者……形体不敝，精神不散，亦可以百数”。

中医摄生与诊治之道不是通过干扰取代、切除病灶，甚至杀死微生物或杀伤肿瘤细胞等手段达到消灭疾病目的的，而是采用自然调理之法，顺其自然，通过轻松、自然的调理，促进人的生命过程和谐、协调和有序。在这个过程中，患者没有痛苦，并且治疗过程几乎没有副作用。因

此，中医摄生在调理病态过程的同时，能够延缓衰老的进程，使人保持心身的年轻，实现长寿的目标。中医摄生与诊治之道就是针对人的神气形的失和、失通，通过神调、气调和形调而实现共调、共和及共通，使人恢复和通的态势，从而达到调理生命过程、实现自然健康的目的。

3. 治发机先，防治未病

“治未病”是中医健康文化的至高境界和核心理念之一。“治”是管理、治理之意。“治未病”是采取相应的措施，维护健康，防止疾病的发生与发展。治未病强调人们应该注重保养身体，培养正气，提高机体的抗邪能力，达到未生病时预防疾病的发生，生病之后防止其进一步发展，以及疾病痊愈后防止其复发的目的。

中医的“治未病”理念主张通过饮食、运动和精神调摄等个人养生保健方法和手段来维系人体的阴阳平衡，达到维护“精神内守，病安从来”的健康状态和“正气存内，邪不可干”的预防目的。中医重视个人的体质，首先对其体质状态进行辨识，然后权衡干预措施，并通过中医中药调整使机体恢复到正常状态。通过及时调理偏颇体质，从而提高了健康水平和改善生存状态。对亚健康人群也可根据“治未病”的理念，针对其状态，给予及时、有效的干预，帮助其缓解不适或提高生活质量，达到预防和控制潜在“疾病”发生或发展的目的。还可将中医“治未病”的理念应用于慢性病高危人群，对高血压、糖尿病以及恶性肿瘤等慢性疾病进行预防。

1996 年，WHO 在《迎接 21 世纪的挑战》(*Meet the Challenges of the 21 Century*) 报告中指出：“21 世纪的医学，不应继续以疾病为主要研究对象，而应以人类健康作为医学研究的主要方向。”医学从“疾病医学”转向“健康医学”是战略性的前移。这是将医学的重心从重治疗转向重预防保健，从针对病源的对抗治疗转向整体调节，从“治已病”转向“治未病”。

五、以疾病为中心的医学必须转向以健康为中心的医学

当今医学呈现的是一种表面上欣欣向荣却又危机四伏的图景：以疾病为中心的医学研究的本意是获得更好的疗效，然而，事实却发现与人的健康渐行渐远。

伊利奇 (I. Illich) 在著作《医学的孽债——健康的侵占》(*Medical Nemesis—the Expropriation of Health*) 中警告说，日益壮大的医学组织正在将生命“医疗化”，把太多的正常人变成患者。他认为，现代医学否定了健康。现代医学不是服务于人类健康，而只是为了维持制度本身。现代医学制造出的患者比其治愈的还要多。在追求健康的道路上，以疾病为中心的医学造成了人们对医学与医疗从业者的过度依赖。

伊利奇的批评或许较为激进，但让人们看到了疾病医学理念中存在的深刻弊端：生物医学聚焦于局部和细节，而忽视了整体，对患者进行了“去个体化”和“去人性化”。同时，生物医学聚焦于疾病，而忽视了健康，也使其发展越发背离了医学的目的。

1. 从生命连续体认识疾病与健康

在人们的头脑中，疾病和健康是既有关联而又相互排斥的概念。这两种状态如昼夜一般在生命的历程中不断转换，似乎健康和疾病分别代表了生命历程中黑白分明的两面。

尽管生物医学一直致力于定义何谓“正常”，但她并未能确定究竟什么是“正常”(无论是血糖或血压)。实际上，“正常”和“异常”不是非黑即白的关系，而是连续体中的两种状态，其间并没有明确的分界。

生物医学所谓的“疾病”其实是指在从绝对健康到濒临死亡状态的连续过渡中的异常状态。出于方便，人们赋予这些过渡的病理状态以具体的病名，对应的个体则被诊断为某类“患者”。正因如此，难以避免出现这样的状况：即便患者遭受着真实的病痛折磨，然而，如果医师无法观察到合乎某种疾病的症状和体征，或没有获得客观的医学证据，那么该个体的病痛便不会被诊断为疾病。

1972 年，特拉维斯（JW. Travis）首次绘制了疾病-健康连续谱（illness-wellness continuum，图 1），以说明健康与疾病的关系[14]。特拉维斯认为健康和疾病具有不同的程度。疾病-健康连续谱强调了个体即使处于没有躯体疾病的状态，但仍可能正在遭受抑郁或焦虑的折磨，反之亦然。在此图中，标准的医学模式（治疗范式）以躯体创伤、伤残和症状为处理对象，目的是将患病个体带回没有外显疾病的“中立点”。然而，“健康范式”与此不同，它寻求的是个体健康的持续推进，使其情绪和精神获得最佳状态。这一概念能够成立的前提是，健康是一个动态而非静态的过程。

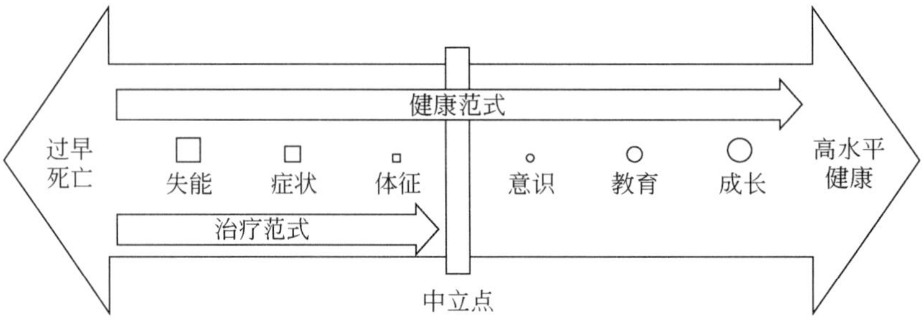

图 1　特拉维斯提出的疾病-健康连续谱

特拉维斯提倡追求健康不能仅以医学中的“疾病”为焦点，应转向倡导“个体自主”，以解决人的整体福祉问题。他强调个体要为自己的健康负责，并推崇整体健康观（包括躯体、心灵、情感和精神等层次）。特拉维斯描述疾病和健康的的根本着眼点在于生命状态。他认为，在从疾病到健康的两极状态之间存在过渡的“中间状态”。

在临床实践中，医师常会面临“医学无法解释的躯体症状”（medically unexplained physical symptoms，MUPS）的困境，即有持续的症状，但无明确的病因。这些真实而非编造或想象的症状持续影响着患者的日常生活。现代医学尚很难为这些患者提供有效的帮助。在全球基层医疗系统中，以 MUPS 为主诉的患者占 1/4～1/2。MUPS 患者的医疗支出是有明确诊断患者的 2 倍。值得指出的是，MUPS 与心理和精神因素有一定的关系，但 MUPS 并非都是由心理因素造成的。仅有 26％的 MUPS 患者有明确的生物学原因，常见的主诉包括胸痛、疲乏、眩晕、头痛、水肿、背痛、气短、失眠、腹痛和麻木[15]。在现象层面，MUPS 与“亚健康”状态（可构成中医的某些诊断）相对应，虽然因两者都无法纳入生物医学疾病诊断系统，但患者的确有诊疗需求，所以生物医学在这种患者面前颇显尴尬。

祝恒琛等指出，罹患疾病的患者群占 10％，健康人群占 15％，剩下的 75％的人处于第三状态[16]。“第三状态”对应的正是特拉维斯疾病-健康连续谱中的“中间状态”。也有人将“第三状态”称为“亚健康”。“亚健康”有向“健康”转化的潜力。从这个意义上来说，不论是疾病-健康连续谱、“第三状态”“亚健康”，还是上述的 MUPS，都提示我们应当从生命状态的角度，动态地理解“疾病”与“健康”的关系。

2. 再看健康是什么

临床工作者会发现，对“疾病”的理解远比“健康”容易。生物医学以“造成症状之直接相关的生理病理”和“负面现象”来定义“疾病”，并推论“健康就是没有疾病”。

1947 年 WHO 对健康进行了定义，明确了健康不仅是没有疾病，还应包括躯体、心理与社会等维度。之所以 WHO 的健康定义与生物医学领域的健康观念存在巨大差异，原因在于健康本身存在复杂性和多面性。

2011 年，休伯（M. Huber）等指出，到了 21 世纪，应该重新定义健康。她认为，WHO 的健康定义克服了生物医学的狭隘性，考虑了健康的三个维度，但当时的主要疾病负担是急性病而非慢性病。在当今社会疾病谱已发生显著变化，公共健康也大幅度进步，人口老化及更多的人带着慢性病生存数十年已是人类的新常态。若仍旧沿袭 WHO 的健康定义，将慢性病患者视为患者，将贬低其人力资本价值，不利于社会生产力的发展。她认为，健康应当是个体在“面对社会、躯体和情感挑战时的适应和自我管理能力”。她的健康定义包含六个维度，即躯体功能、精神功能和感知、灵性维度、生活质量、社会和社交参与以及日常自理功能[17]。

休伯的健康新定义是朝向全面理解疾病和健康的重要一步。首先，休伯的健康定义将更多的人纳入到追求健康的范畴中。即便是对慢性病患者来说，健康也是可以企及的。其次，休伯强调动态的健康必须靠持续的努力才能不断保持，她也不将“健康”置于高处，而是立足于自身的身体状况基线，鼓励人们聚焦于当下能够取得的“成果”和“可预期的前景”，以易于达成的目标来激励人们采取有效的措施，不断提高自身在躯体、心理和社会等方面的健康水平。

休伯的定义倡导将健康视作面对健康问题时的应对（适应和自我管理）能力，因此该定义具有实践操作性。但我们必须认识到，健康作为一种“生活资本”，也受到社会、政治、经济和环境因素的影响。个体健康需求的满足和健康权利的保障要靠有益于健康的经济、社会、政策、文化和环境的支撑才能达成。

3. “健康决定因素”要求生物医学必须向以健康为中心的医学转变

过去，人们一直认为卫生保健服务（医院和医师等）对人类健康起着决定性的作用。20 世纪 70 年代，随着医学人文的发展，人们才开始从更广泛的角度分析影响健康的决定因素。

1974 年，《加拿大人的健康新视角》（*New Perspectives on the Health of Canadians*）报告指出：国民健康并不仅是由医疗服务单方面决定，其主要决定因素有四个：生物学因素、环境因素、生活方式和行为习惯因素以及医疗卫生系统因素。该报告认为，改变生活方式和社会物理环境（而非对现有的卫生保健系统投入更多的资金）能更好地促进健康[18]。

综合健康决定要素的研究可发现，行为和生活方式对健康起主导作用，其对健康的贡献率为 30%左右，环境和社会环境因素占 30%左右，遗传因素占 30%左右，而医疗服务仅占 10%[19]。

在勒赫（H. Keleher）编撰的《理解健康：探索决定因素》（*Understanding Health——Determinants Approach*）一书中，将健康决定要素分为三个水平：政府政策、经济、政治制度、全球贸易协定和健康投资等是影响健康的宏观因素，为上游因素；导致慢性病的不健康生活方式和行为，如吸烟、酗酒、活动不足和不合理膳食行为是中游因素，即影响健康的中间因素；卫生保健服务、临床治疗和疾病管理等直接导致健康状况改变的因素是人们最容易感受的因素，为下游因素[20]。这三类因素相互作用，构成一条健康决定因素链条。一般来说，上游因素决定中游因素，中游因素决定下游因素。也有学者认为上游因素是决定健康的根本因素。

需要指出的是，个人行为不单是个人选择，而是多因素相互作用的结果，即社会环境、自然环境和基因特性都会影响决定个人健康的生物学和行为学因素。所以，如果单独以医疗卫生为焦点，则无法维护和促进人类健康。同时，各种健康决定要素之间不是相互割裂的，而是相互作用，共同决定人类的健康。这提示人们在从疾病医学模式转向健康医学模式的过程中，要动员社会各方面的力量，才能解决健康问题。

2005 年 6 月，在美国西雅图国际健康峰会上，有学者指出，把医疗卫生工作的重点放在治疗上是东西方共同犯的一个错误。长此以往，医学将成为“供不起和不可持续的医学”。

我国的总体健康状况虽然有所改善，但仍不尽如人意。政府、企业、社会民间组织和个人对健康的认识程度深浅不一。在慢性病预防领域，我国虽然出台了相关的指导意见，有的地方依然未将慢性病预防纳入工作议程。在一些地区，相关工作人员在工作时仍沿袭的是疾病医学模式，即围绕健康决定因素的下游开展工作，而忽略了健康决定因素的上游和中游。

4. “医学的目的”决定以疾病为中心的医学必须转向以健康为中心的医学

自临床医学进入生物医学模式以来，衡量医学发展水平的主要标准在于对疾病的诊断和治疗能力。生物医学以“疾病为中心”，以还原论为方法学指导，临床上对医疗技术过度依赖，使医学的目的不断变窄。

1992 年，卡拉汉（D. Callahan）在《医学的目的：设定新的优先领域》（*The Goals of Medicine：Setting New Priorities*）一书中指出，现代医学依赖高科技治疗疾病的战略是造成当前全球医疗危机的原因，并明确了四项“医学的目的”：预防疾病和损伤，促进和维护健康；解除疾病造成的精神及肉体痛苦；照料和治愈患者，为无法治愈者提供照料和帮助；避免（过早）死亡和寻求安详死亡（终极关怀）之道[21]。

对健康目的的重新讨论，促使人们重拾古老智慧。我国汉代名医张仲景将医学的目的定义为“普救含灵之苦”。古希腊医圣希波克拉底则要求医者“无论至于何处，遇男遇女，贵人或奴婢，我之唯一目的，为病家谋幸福，并检点吾身，不做各种害人及恶劣行为，尤不做诱之事。”可见，古老智慧中的医学目的就在于治病救人，为病家谋幸福。

人类要维护自身的健康，需要回归医学的本来目的，对现代医学重新定位，跳出“以疾病为中心”的窠臼而走向健康；也要秉持多元包容的态度，挖掘新资源，找出新思路。只有这样，“人人享有健康”的理想才有可能实现。

20 年来公布的两版“国际疾病分类”（International Classification of Diseases，ICD）体现了这一趋势。ICD-10 将前几版沿用的“国际疾病分类”改为“疾病和有关健康问题的国际统计分类”，只是出于方便之故，仍沿用“国际疾病分类”（ICD）的简称。此改动扩大了 ICD 的应用范围，也是从“以疾病为中心的医学”转向“以健康为中心的医学”的具体体现。正在修订中的 ICD-11 草案还专门为中医开设了章节。在人类健康事业的大背景下，传统医学与西医学这两个体系理应优势互补、取长补短，尤其是在初级卫生保健层面上。这需要各国政府通过出台相关政策才能实现。将传统医学作为珍贵的资源来尊重，提倡和谐和平衡的观念，发扬传统医药的优势，是全人类健康服务事业中不可或缺的一环。

六、结语

“大健康观”是时代、国家和民族的核心健康价值观。“大健康观”强调人（包括生理和心理)、社会和生态三个共生元素对健康的重要作用。"大健康观"与中华传统健康观有着天然的契合，并且符合当代科学对健康和疾病关系的新理解。

国家健康价值观凝聚了国民健康价值共识，体现了国家意志，调动了国家资源，并构建了健康社会的指导思想。综上所述，"大健康观"有以下几个特点：①以国民健康优先发展为标准，以国家健康价值观为核心价值，强调健康是资本。②健康权是基本人权。③公民健康是政府的责任，个体健康是公民的社会和责任。

中医健康观是"大健康观"的重要组成部分。中医认为健康是生命的和谐，和谐是中医健康观的核心。中医不仅仅是治病之学，更注重综合调养。研究和继承中医健康观，对于构建"大健康观"，完成从疾病医学转向健康医学，建设健康中国将产生巨大的作用。

"大健康观"强调采用系统观认识健康的本质，认为健康是由文化、生态、经济和政治决定的。"大健康观"重视健康所涉及的诸多层面，以开放的态度，探索和解决健康相关的各方面问题。

我们认为，"大健康观"可把不同的社会、群体或组织等凝聚起来，对国家乃至人类的健康事业和未来医学的发展具有引领作用，可以从根本上反映并强化多层次主体（个体、社会和国家）的健康需要和利益，表现为主体的健康价值目标和追求，以及主体为实现健康价值目标所产生的期望。这种追求和期望必将引发主体的活动动机和激情，激发主体的各种潜力，从而使"人人享有健康"的伟大理想得以实现。

参考文献和注释

[1] 关于"大健康"这一提法，最早由作者在 2001 年天士力集团年终总结中提出，并于次年在天士力制药股份公司上市的招股说明书中正式对外公布。它是作者后续进行的"大健康"理论思考和探索的起点。

[2] 在《健康中国建设规划（2016—2020 年）》编制工作启动会上，国家卫生计生委主任李斌指出，"健康中国"将从大健康、大卫生和大医学的高度出发，突出强调以人的健康为中心，实施"健康中国"战略并融入经济社会发展中，通过综合性的政策举措，实现健康发展目标。

[3] 2015 年 3 月 2 日，在贵州大健康医药产业推介会上，时任贵州省省长的陈敏尔作了"蓝天白云大健康，贵山秀水新未来"的推介讲话。2015 年 4 月，贵州省发布了"大健康"清单，明确了 51 项具体任务。

[4] World Health Organization. Chronical of WHO，1947，1：1-2.

[5] Weinberg AM. Impact of large-scale science on the United States. Science，1961，134：161-164.

[6] Aronova E，Baker K，N Oreskes N. Big science and big data in biology：from the international geophysical year through the International Biological Program to the Long Term Ecological Research (LTER) Network，1957-Present. Histori Stud Natur Scienc，40 (2)：183-224.

[7] Hanaualf EA. Special report：big science，big challenges. Scient Amer，2015，10：34-35.

[8] Price DJS. Little science，big science and beyond. New York：Columbia University Press，1986：1-29.

[9] 赵敦华认为，持续至今的哲学第四次危机本质上是"纯哲学"危机，而此刻恰是"大哲学"（应用哲学、分支哲学和跨学科哲学研究等范畴）凸显的时期。在第四次危机的时代中，"大哲学"形态之丰富、范围之广阔是前所未有的。"纯哲学"从来都是在"大哲学"中发展起来的。"大哲学"是理解哲学危机与出路的关键，并且对探索中国哲学的发展方向有重要作用。见：赵敦华．"大哲学"视野中的现代中国的哲学．云南大学学报：社会科学版，2005，4 (3)：22-25

[10] 托克维尔．论美国的民主（下卷）．北京：商务印书馆，2010：653.

[11] 刘景钊．转型期如何摆脱价值危机——兼论价值整合与价值共同体的建构．探索与争鸣，2013，50 (1)：53-58.

[12] 邓绍平．全面小康社会的一个重要内涵．学习时报．(2015-11-10) [2016-7-7] http：//www. studytimes.

cn/zydx/SXLL/FAZYXDH/2015-11-10/574. html.

[13] 陆征丽．从健康价值体现对健康管理概念与目标的思考．医学与哲学（人文社会医学版），2011，32（3）：44-48.

[14] Travis JW，Ryan RS. The wellness workbook：how to achieve enduring health and vitality（3rd ed.）. New York：Ten Speed Press. 2004.

[15] Edwards TM，Stern A，Clarke DD，et al. The treatment of patients with medically unexplained symptoms in primary care：a review of the literature. Ment Health Fam Med，2010，7（4）：209-221.

[16] 祝恒琛，谢成．亚健康．北京：中国医药科技出版社，2002：120.

[17] Huber M，Knottnerus JA，Green L，et al. How should we define health? BMJ，2011，343（4163）：235-237.

[18] Lalonde MA. New perspectives on the health of Canadians. A working document. Ottawa：Information Canada，1974.

[19] The relative contribution of multiple determinants to health outcomes. Health Policy Brief，2014，21：1-9.

[20] Keleher H，Murphy B. Understanding health a determinants approach. South Melbourne：Oxford University Press，2007：319-325.

[21] Callahan D. The goals of medicine：setting new priorities. Washington，D. C：Georgetown University Press，1999：3-53.

健康的哲学叙事

王一方

在当今健康研究的学术舞台上，无疑正在上演一场由生物学家领唱、医学家引吭高歌的大合唱，社会学家偶尔会有几处和声，哲学家常常被请出场外。哲学家要么失声，要么他们发出的声音被视为噪音、杂音或清谈。于是，哲学家或沉默，或退场。20 世纪 80 年代，在理论医学的呼唤下，催生出了“医学论”和“健康论”的专题研究，作为生命母题的健康几度被提升到理念、观念和信念的层级上来进行着哲学透析[1,2,3]。受国际学术界的话题牵引，1982 年，在斯德哥尔摩的赫斯里城堡举行了北欧第一次医学哲学专题学术讨论会。会议的主题有三个：重审健康和疾病的概念，医学中的定义和分类，以及医学中的因果性和因果。《医学与哲学》杂志随即开展了关于疾病概念的讨论。这一讨论后来扩大为关于疾病与健康的概念辨析[4]。邱仁宗先生认为健康是现代医学中的核心概念。医学应该成为研究健康的科学，而不是仅仅忙于应付各种疾病。“圣人不治已病治未病”的境遇应该是医学的未来景观。但是健康是有待深入开掘的一个概念，认识健康要比认识疾病更为困难。20 世纪 90 年代后，关于健康的思辨研究相对沉寂下来。这一境况与如火如荼的健康事业和产业进程极不对称。

2007 年，随着新医改大幕的开启，健康的理论研究获得了巨大的实践牵引。不久，“大健康观”浮出水面。然而，何以为大？何以成观？对这些概念仍然需要深入、细致的理论诠释。所谓大，应该是大视野、大境界、大思路和大手笔；而称得上“观”，则容涵观念（形而上学）、观点（独家见解）和观潮（把握大趋势）。学术界有必要确立更高的研究目标，在新目标的指引下实现健康研究的境界提升、观念拓展、思想建树和学术创新。随后，“健康中国”愿景的提出与 2020、2030“健康中国”规划的制定，使得对健康命题的研究骤然升温。在 2016 年的全国健康和卫生工作会议上，“健康中国”被确定为国家战略。在这个新理念的背后，既有民本主义、人文主义和民生至上思想的底色，也有治国论与发展观的全面更新，是“创新、协调、绿色、开放、共享”五大发展理念的具体化和操作化，着眼于全面小康的奋斗目标，关注中华民族伟大复兴的中国梦，从注重温饱和物资丰裕，到生活品质和生命品质的提升。

对于“健康中国”，仅有政治宣言是不够的，还需要政治哲学的学术开掘。政治哲学是一门政治学与伦理学的交叉学科，聚焦于政治权威与权利、公共理性与美德以及分配正义。霍布斯（T. Hobbes）的《利维坦》（*Liviathan*）奠定了西方政治哲学中契约论的伟大传统，系统论述了国家的起源与性质、人性与自然状态以及自然权利理论。在国家与文明进程中，对人的自然权利即健康权以及追逐幸福的自然冲动，应该给予充分的尊重和保障。卢梭（JJ. Rousseau）的《社会契约论》《*Du Contrat Social*》将契约论发展到了巅峰。该书系统论述了自然权利（包括健康权）和主权在民等理念。罗尔斯（J. Rawls）的《正义论》（*The Theory of Justice*）将英美分析哲学方法引入政治哲学研究。书中关于政府应当对社会财富进行再分配（投资健康）的学说对欧美福利国家的发展影响深远。福柯（M. Foucault）的自由与规训学说类似于中国历代君王治国

王一方，北京大学医学人文研究院。

理政的霸道与王道之选，认为卫生和健康促进是最大的王道之策。后藤新平以“卫生治国论”为圭臬，在我国的台湾地区（当时沦为日本殖民地）实行社会规训与人性改造的案例值得回味。在中国近代史上，梁启超的“新民说”、晏阳初的“平教运动”实践以及鲁迅的“国民性批判”都着眼于健康体魄与健全灵魂的双重塑造。“东亚病夫”形象不只是羸弱的身体叙事，也是愚昧和卑贱的精神叙事。

除了政治哲学，人们更呼唤健康价值的形而上学研究。在传统的意识形态语境中，形而上学被认为是与辩证法相对立的世界观和方法论。形而上学喜欢用孤立、静止、片面和表面的观点来看待世界，因而常常遭到人们的排斥。其实，形而上学是一种古典的研究方法。她跳出了直捷、功利和实用理性的价值诉求，以叩问基本命题，回答终极关怀（人怎样活才是健康和有品质的人生），以寻找大逻辑和真谛为志业，是一种登高临远的宏阔境界。“健康中国”的研究尤其需要这份眼界与胸怀。

本文旨在开掘健康哲学思考上若干新的价值向度，首先从对健康概念的语义分析入手，随后从互文性角度挖掘健康的认知空间，最后运用哲学叙事与修辞建构健康的隐喻、范畴和张力，从自然的本体化之误与还原论批判角度开启健康研究的哲学化（人文化）反思之旅。

一、健康论的理论谱系

1. 健康价值论

健康是一种生活状态，也是一种生命追求。健康是人类生存的基本诉求，也是核心或决定性的诉求和终极诉求。健康是一份职业诉求和生命信仰，也是非职业的普世诉求，是全民生命意识的投射。健康的价值谱系是全要素（身体、心理、社会和心灵上）和全方位的（健康、亚健康，以及非健康的疾病、衰老、失能和残障），是从个体健康到群体健康，从健康的生活方式到健康的环境（危险）因素管控，从体育健身到美育和德育（修身），从特殊时期与节点（如新生儿、婴幼儿或患传染病时）的照顾到全流程（生、老、病、死）的关怀。

2. 健康文化论

健康文化可以细分为历史文化（思想史）、民族文化、职业（医疗）/产业（医药）文化、生死文化、疾苦文化及残障文化等。每一种文化都是一个认知路径，可以开掘出丰富的精神内涵和思想阶梯。

3. 大国健康趋势论

我们要着力研判全球健康大趋势的变迁。在美国及西方发达国家，总统及元首只注重三件大事——外交、国防和卫生福利。美国奥巴马政府推动的美国新医改具有两大转型，从疾病/医疗保险转到健康保险，从健康保险转到健康管理；并实现了两个前移，一个是生命关怀目光前移，另一个是健康服务关口前移。

4. 健康悖论

悖论是指表面上同一命题或推理中隐含着两个对立的结论。在健康领域中悖论导致了复杂的现象：一方面，社会进步，财富扩张，科学与技术极度发展，卫生服务趋于多元化，急性病和慢性病得到了有效的控制，人类预期寿命延长。另一方面，随着社会价值的多元化，社会整体道德有所滑坡，传统文化进一步失落，人际间的关系日益冷漠，慢性病的发病率和死亡率大幅度提升。在这种情况下，人们对生命终末期患者的关怀不足，疾病导致的社会和家庭负担沉重，人们的生死观依旧迷茫。这些情况绝不是简单地加大健康的经济投入以及提升医学科学技术水准就能改善的。

二、健康的基本概念辨析

从人生哲学的角度看，健康无疑是生命的理想境遇，既是生命质量和生活品质的考核与刻画，也是生命张扬的愿景。人们总是祈求更健、更美、更强及没有坎坷的永远健康。健康不仅是生命的母题，也是医学的母题；她既是医学的核心概念，也是生命的理念和观念甚至信念。

从文化语义学（知识考古）上看，健康概念在其历史变迁中呈现出多义性，古今中外对此的表述及理解皆有不同。

“健康”（health）一词在古英语中有“强壮”（hale）、“结实”（sound）和“完整”（whole）之意[5]。健康首先是生理学意义上的健康，指与性别和年龄相称的体能与智能，机体对环境的适应能力，对创伤的修复能力、代偿能力及应激能力等。譬如，坐在婴儿车里的婴儿是健康人，但其并不具备大部分活动功能，对环境的适应能力也很弱。如今，健康概念无论是内涵还是外延都在不断地扩展，经典的表述自然是世界卫生组织（WHO）关于健康的定义，即健康不仅指躯体没有疾病，还是生理、心理和社会交往的完好状态（1978）。这个定义最大的亮点是对生命的关注必须超越躯体和生物学。对于这个定义，仍然还有批评的声音。一种批评是此概念过于宽泛，几乎与“幸福”的概念类同，难以测定和实现，希望找到一个比“躯体没有疾病”宽一些，比“生理、心理和社会交往的完好状态”窄一些的健康定义[6]。另一种批评则认为这个定义太窄，没有囊括“灵性”的要素，应该扩展为身体一心理一心灵一社会的健康关注，才能从理论上应对生命终末期人群的灵性照顾需求。陈锡林认为应该将健康研究提升到“健康学”的高度。其研究目标是以健康为最高目的，要求人们从生物、心理、社会角度全方位地把握人的疾病和健康等问题，通过预防、治疗、保健和康复一系列综合性的卫生服务和健康教育，提高个体、团体乃至全社会人群的健康水平。“健康学”模式强调完整人的健康与医疗保健以及全社会人人享受健康的基本权利[7]。

在中国，现代意义上的“健康”一词源自日文名词，首见于诸方洪庵（1810—1863）的《病学通论》，为荷兰文“Gezondheid”之音译[8]。在中国传统医学的文献中，没有找到“健康”的组合概念，而是将“健”与“康”分而述之[9]。

追溯中国的文字源流，“健”既是形声词，也是会意词，“健”与“建”同音。《说文》提出：“建：立朝律也”。后来引申为创造、设立，“建”有“能力”和“能量”之意。加上了偏旁“人”，成为“健”，指有能力、能耐和能量的人。《增韵》言：“健，强有力也。”加偏旁“月”（肉），则为“腱”，指强壮的肌肉与筋膜；加偏旁“金”，则为“键”，指机器中坚固且重要的枢机。“健”的同义词为“伉”，意为亢奋、抗衡。《易经》中有“天行健，君子自强不息”（“自强不息”有着强烈的唯意志论色彩）的名句。在生活中，与“健”组合的词有“健壮”“健康”“健全”“健硕”“健美”“健将”和“健儿”，均为强大、强盛及亢奋之意；“健谈”和“健笔”中的“健”有擅长之意；“稳健”有平衡感、不莽撞之意；还有“健忘”，即将“健”与负面词汇相搭配，打破了逢“健”必褒的惯性思维。“健”的反义词为“痿”“废”，表示不张、退缩。

在中国的文字源流中，“康”的语义比“健”要复杂。“康”，一者通“伉”，是“健”字意义的叠加。《释名》言：“康，昌也，昌盛也。”二者诉诸主观感性。《谥法》言：“渊源流通曰康，温柔好乐曰康，安乐抚民曰康，合民安乐曰康。”三者追求平衡感和空灵感，张弛有度，收放自如。中医生理观认为，气血经络充盈为健，气血经络通畅为康。而中医哲学观则认定，阴阳气血既要亢奋，更要收敛；既要外显，也要秘藏。故中医“平人”（正常人）的理想状态是“阴平阳秘，真气从之”，而非一味地亢奋张扬。中医的健康认知还特别在意“有神”，所谓“得神者生，失神者死”。得神是肉身与精神（灵魂）的统一。中医的健康观大多源自道家思想，其中老庄有别。老子讲寡欲、养静和养气。庄子讲修心、全生和顺天。佛教对生命和生死的思考颇为周详，其在“空论”“缘起论”“轮回说”和“涅槃说”的基础上建构起生命健康观，对我国人民的健康意识也不无影响。

三、健康概念的互文性分析

英国学者布拉克斯特（M. Blaxter）在《健康是什么》（*What is Health*）一书中运用互文性方法对健康概念进行了深入的推敲，对健康观念进行了反复斟酌。也许只有通过对概念的内涵和外延以及概念间的交叉性进行悉心勘查，才能准确地描绘出健康的边界[11]。在她看来，互文性可以凸显健康的多义性。在后现代社会，随着价值的变迁及医学模式的演进，人们不断地叩问健康的是非基线，于是，病与非病、我与非我（如克隆人的联系）、生命与非生命之间原本清晰的边界变得模糊起来，身体、心理、社会与心灵之间的联系也随之断裂，因而也需要重新审视和调整个体健康权利和公众健康福利之间的分歧。

1. 健康与非健康

在健康与非健康之间有一条被建构的边界。从个体感到身心难受，发展到通过各种医学检查指标证实为异常。在这一过程中，确定个体是健康的还是不健康的，是否患病，往往仅凭一纸报告。同时，循证医学证据对这一过程也起了重要的作用。随着时间的延长，其中暴露出的问题也越来越多。指标的制定者成为众矢之的，或许其科学素养与专业水准无须怀疑，但是医药利益集团对健康/疾病指标的日益介入与操控已经引起了人们的担忧。

2. 健康与残障

据统计，在残障失能群体中只有15%的人是先天的身体损伤（失聪或失明），85%的人是由后天因素造成的[12]。健康人群在遭遇意外，如灾难、车祸或运动伤而瞬间失能时，由于许多人有着青春活力和健康技能的记忆参照，于是，残障在这份参照下显得尤其不能被接纳和认同。传统的认知是残障必然导致失能，无法与健康人一样发挥体能，然而，现代康复技术以及器官替代和器官增强技术具备恢复甚至超越个体原本生理功能的效能，打破了残障人士失能而不健康的铁律。最普遍的情形莫过于对近视人群开展的屈光矫正，极端的案例如南非残疾运动员皮斯托瑞斯（O. Pistorius）。他肢体残缺，因残而障，被归为非健康人的行列。但他装备了特别研制的假肢，残而不障，行走如飞，跑步的速度比健康人还快。他是残疾人100米、200米和400米短跑世界纪录的保持者，被誉为“刀锋战士”，也是一位肢体功能健全的残障人士。当然，后来他因杀害女友而获刑，表明其在心理和社会交往方面并不健康。

3. 健康与反健康

反健康是一种社会意识和价值选择，本质上是对公认的健康价值约定的排斥和拒止，包括邪教信念或享乐主义驱动的反健康行为。反健康的最大诱惑是强烈的过程快感和荣耀感，如被某种意念控制的集体自杀、吸毒、酗酒或滥交。反健康行为还具一定的反美学特征，如剖腹仪式中的残酷美学与结核病患者的病态美学（表现为午后桃花妆）。

4. 健康与亚健康

亚健康人群是一个巨大的“非病非康”的中间人群，其数量甚至大于健康与患病人群。据有关资料统计，全世界符合 WHO 关于健康定义的人群只占人口总数的 15%。同时，还有 15%的人群处于疾病状态，其余 70%的人群则处于第三状态（即亚健康状态）[13]。从动态把握与趋势驾驭的角度看，建设“健康中国”的当务之急是尽可能地吸纳亚健康人群加入健康人群，而非把他们推向患病人群，而且亚健康人群的健康问题不在躯体和器官层面，而在功能、环境与生活方式层面，调摄（干预）会比较顺畅，收效也很明显。

5. 健康与长寿，健康与死亡

在很长一段时期，“长生久视”被视为健康的理想境界。如何面对衰老所带来的失能（躯体）、失智（心智）、失意（情感）、失落（灵魂）、失速（生命节奏）和失重（无意义生存），使长期休养和被照顾的老人在有生之年保持良好的生命品质与生活质量，是健康促进的题中之意。一旦患者进入无品质和无尊严的生命终末期，就应该及时调整健康的指针，促使患者跳出“好死不如赖活”的心理黑洞，使其坦然接纳死亡，对死亡心存豁达，将安康和安全的目标转变为安心、安宁、安详和安顿。

6. 健康与幸福

健康和幸福都是生命品质与生活质量指标，但其中一个是福利，另一个则是福祉。幸福的权值要高于健康，健康侧重于卫生和医疗服务方面，而幸福则涵盖人生体验的诸多面向，包括信仰、财富、名誉、地位和爱情等。一味地把健康诉求理想化和内涵泛化，将其等同于人类幸福，不利于健康事业的定位与发展。

通过以上几个方面的辨析，可以让我们认识到健康的多样性、疾病的偶然性以及死亡的必然性，从而以坦然的心态对待生命。无疑，接受正确的健康忠告是有意义的，然而，仅有忠告的健康教育是不完整的，人们对疾苦和生死的理解也不会提升，反而会更加迷信现代社会所塑造的健康乌托邦，过分地惜命和极端地惧怕死亡。在人们接受健康忠告的同时，还需要对生命的历程与宿命有所沉思，学会怎样直面、认识和理解痛苦，了解疾病、痛苦或死亡来了后该怎么应对，怎么担当，怎么穿越与超越，等等。这样，在疾病和死亡降临时才不会感到慌张、恐惧或不知所措。人们对待生命的态度豁达了，就会从疾苦、健康和医疗造成的困顿中得以解放。只有相信“医学并非万能的，生命无常，疾苦常伴”，人们才会有足够的身心灵融涵，从容地应对生命中的风险与危机。只有接纳不完满的身体、不完善的医疗，甚至不完美的社会，在一个有缺陷的社会里抵达相对完善的生命品质，这样才会彻底放下，变得纯粹起来，才会珍惜生命中的每一刻健康、愉悦与和谐的时光，活出滋味，活出境界。

对健康保障的诉求也引申出卫生概念是如何从传统概念中脱胎换骨的。在中国古代文献中，

“卫生”有两重意思。其一是保护生命，其二是呵护生灵。直到近代，“卫生”才有预防疾病、益于健康之意。近代中国对“卫生”的新理解也源自日本。1873年，日本文部省设医务局，长与专斋出任局长。此前他曾考察过欧洲的卫生设施与建制，1875年将医务局改为卫生局（今为“劳动厚生省”），以“卫生”一词对译“hygiene”，即赋予“卫生”一词以现代防疫、公共卫生、医事和药事管理多项内涵，而不再只是“个体强身防病”的概念。1905年，清政府借鉴了日本等国的卫生行政模式，在新设的巡警部警保司内设立“卫生科”，次年巡警部改为民政部，卫生科升格为卫生司，其职能为“掌核办理防疫卫生、检查医药、设置病院各事”[14]。

四、健康的哲学叙事与哲学修辞

布拉克斯特在《健康是什么》一书中指出：健康一直被认为是一个客观事实，它真实地存在，尽管它的因果谱系即相关性还需要继续探寻，似乎都不曾离开客观性和对象化的语境。其实，健康并不是独立地存在于外在的世界，而是由人类的生命认知所建构的。

在这里，哲学的首要任务就是对语言进行分析，语义学方法的介入是哲学思辨的前提。老子的“名可名，非常名”，就是通过对概念的正反推敲，以抵达“道可道，非常道”的规律透析。人们常常通过哲学叙事来揭示人类的生存本质。通过推动健康研究从多元研究到多阶研究，对“健康”进行观念史、思想史研究及本体论探究，从而可从各个角度深刻的认识健康相关问题。

1. 哲学隐喻的古老启示

古老的哲学修辞方式是哲学叙事，其特征是故事创造隐喻。很显然，隐喻不是科学论证，而是透过对哲学隐喻的阐释进一步揭示健康演进中的不等式特征，找寻健康认知中的有限与无限、可知与不可知、可控与不可控的价值张力。

（1）健康中的“洞穴盲点”：洞穴盲点是柏拉图的经典隐喻。一群囚徒被困在洞穴里，身后有舞者在表演，囚徒通过火光映在洞壁上的光影来观摩表演。然而，他们无法直视真正的表演，映入眼帘的只是光影，然而，光影投射的表演并不是真正的表演。这个隐喻警示人类，即使在生命研究的现场，也无法获得完全、真实及精细的健康图景。

（2）疾病中的“膏肓之谜”：“膏肓之谜”是中国先哲奉献的哲学隐喻。“膏肓”不是具象空间，而是绝对空间。人格化的疾病（小鬼）躲在膏肓之间，再高明的医生也无能为力。也就是说，医学无论如何进步，也无法做到全知、全能和全善，人类不仅无法包治百病，也无法阻断衰老与死亡的进程。因此，人类是难以企及无病无痛、不老不死的健康境界的。

（3）保健中的“芝诺悖论”：“芝诺悖论”是古希腊数学家芝诺提出的一系列关于运动不可分性的哲学悖论。在芝诺眼里，飞毛腿阿喀琉斯追不上乌龟。这看似笑话，实则可证。对于绝对健康的境遇，人类只能无限逼近，却无法最终抵达。

（4）生命中的“醉汉平衡”：醉汉的脚步总是跌跌撞撞，却踉跄而不倒。有的武林高手由此而生了。在动态周旋中似醉非醉的“醉拳”既能让自己不倒，还能打倒对方。其中看似随机、偶然，实则蕴含着必然。在生活中，漂浮性和随机性主宰着我们的健康。在医学检查中，人们可能遭遇假阳性和假阴性，看似不确定，实际上这是混沌中的秩序。在生命研究中，混沌模型（chaos model）及湍流模型（turbulent model）都是最富有挑战的复杂系统。

2. 健康的现实境遇与管理张力

毫无疑问，在“健康中国”工程的推进过程中，对个体健康需要管理，对群体健康需要治理，而对于国民性，如贫愚弱私和不良卫生习俗等，则需要移风易俗的倡导以及国家法律与公权力来规训。这些使命的达成也需要哲学沉思，从而获得一份“独上高楼”的境界和“左右逢源”的张力。

（1）宿命与诱惑：如何对待健与康、病与药，也是我们对待痛苦、死亡和医疗的基本态度。迄今为止，现代医学没有充分解释生命的偶然性以及疾苦、衰老和死亡的必然性。在人类的旅程中，不可避免地存在生存风险，人不可必免地会经历病、痛、老、死。人的生命还有很强的偶然性，疾病无常，痛苦无常，生死无常。人们总是奢望自己不会经历病痛，但这是不可能的[15]。

在健康的信念中，一半是希望，另一半是奢望。我们要托起和满足生命中的希望，而要抛弃奢望，因为奢望是无法满足的。但人们常常无法分辨什么是希望，什么是奢望，有时也把奢望当作希望。这折射出了一个时期人们对待生命本质的认知，以及对金钱和享乐的态度，对医疗或养老保障水准的期许与心理落差，以及其他矛盾。

对宿命与诱惑的思考也催生了健康的现代性反思。健康知识越普及，老百姓的误解就越多，社会对健康就越感到焦虑，对医疗安全就越感到恐惧。现代医疗屡创奇迹，却在死亡面前遭遇无力与无奈。即使是高技术手段，也无法阻挡死神的脚步，只会让濒死的痛苦延长。此外，高技术越普及，卫生费用支出及家庭的负担就越沉重，因病返贫的落差就越惨烈。2014 年，美国发布了《全球视野下的美国健康状态：寿命更短，健康状态更差》的调查报告。该调查报告通过与其他高收入国家寿命、各年龄段健康状态及常见病发病率等多方面的比较，发现相对于其他高收入国家，美国人的寿命更短，健康状态更差，健康开支更多。该报告从公共卫生体系、个人行为习惯、社会因素、客观环境、政策和社会价值等方面检讨了原因。同时分析指出：过分迷信市场因素，单一依赖高科技，造成道德失范，也是重要因素[16]。

（2）自由与规训：福柯认为人类文明的历史实际上是社会强化规训的历史，但是“规训”似乎没有好名声，甚至被污名化。在一般人的眼里，“规训”就是无所不在的监视或监控的摄像头，就是限制人的个体选择。在自由民主语境中健康的基本诉求是“我的健康我做主”：我的死亡我做主。因此，对健康的管理与规训都必须有充分的正当性和人性介入，必须以尊重人的健康，呵护人的生命为价值归依，才能获得社会与国民的普遍认同。

在近代中国，健康活动有梁启超的“新民说”启蒙，晏阳初在河北正定推行的平民教育，梁漱溟在山东邹平尝试的乡村政治改良实验，国民政府的“新生活运动”，以及中华人民共和国成立初期的“爱国卫生运动”。这些活动具有多重效应，从近代中国国民性改造的角度看，可以重塑国家、民族和国民的形象，采用让群众踊跃参与的运动方式实现公共卫生治理，实现政权稳定、政治认同、民族归属和国民凝聚。其动员的手段大多为军政模式（以正义与战争的名义，或以反抗外族入侵的名义）和训政模式（以革命和国家意志的名义），参杂部分宪政手法（以民权、法律和公众健康权的名义），如以疫情防控与公共卫生条例为由的社区与个体强制隔离，对个体活动自由进行短暂的限制。

经历过 2003 年“非典”的洗礼与反思后，人们意识到公共卫生体系中流行着一种“市场—个人主义”哲学[18]。这种哲学思维主导着公共卫生理论与实践，常常把疫情发病因素锁定为个人的不良陋习，如随地吐痰或不接受隔离等，将慢性病主要归咎于不良的生活方式，如吸烟、酗酒和运动不足等，从而弱化了国家与社会在疾病预防及公共卫生方面的责任，助长了自寻医疗和自保健康的社会意识。

在西方，同样面临着健康管理、规训与个体自由和民主的抵牾，因而不能以个体自由的名义来取消或削弱健康管理及规训。在英国有三种自由观，即消极自由、积极自由和赋权自由。要厘清健康规训与个人自由的关系，可以通过比较不同自由观的特征以及其对健康规训的影响来寻求最佳方式。当今英国政府主张赋权自由，尊重和维护了公众的个人选择，提高了公众在健康教育过程中的参与性，有助于健康社会的建构[18,19]。

（3）管理与治理：在公众健康利益与国家现代治理之间不容易获得平衡。管制论者在面对人的生命价值时，往往忽略了哲学意义上人的人道价值和精神价值等，单纯强调经济学和社会学意义上人的生命价值，因而无法全面、准确把握人的生命价值内涵，难以形成合理的政府健康与安全管制政策效益评价。在自由和民主公正诉求的语境中，无论是健康与计划生育的大战略，还是健康传播和卫生宣教，在健康治理艺术上都面临转变。

党的十八大提出了“国家治理现代化”是四个现代化之外的“第五项现代化”。这也是国家步入法制轨道的标志，对健康事业管理与社会卫生规训具有非常重要的指导意义。相反，“健康中国”工程也是推行国家治理现代化与践行社会主义核心价值观的重要平台。

（4）民生与民粹：推进“健康中国”是一项前所未有的民生工程，是中华民族伟大复兴的中国梦，其根本目的是为全体国民谋福祉。人民健康是其中最大的福祉，是一切发展与进步的出发点与归结点。造就“身体一心理一社会一心灵全人健康”的中华民族是使中国立于世界民族之林的人格基础，是国强民富的先行指标，也是经济社会文化统筹协调发展的平衡器。各级政府都必须予以高度的重视，并加大健康工程的实际投入，全力维护全体国民的健康权益。

要推进健康中国事业，倡导健康公平，就必须理顺民生与民粹的关系，切不可把民粹当民生，不能把绝对平均主义当作健康资源分配的原则和前提。民粹主义亦称平民主义，基本立场是以维护平民的利益为由而反对权威，甚至不惜采用任何手段[20]。民粹主义倡导所谓的“民众优先”，否认健康与医疗保障的阶段性和渐进性，凡事都苛求绝对境遇中的健康公平。诚然，民主和民生有某种相似及相交之处。人们常常误以为民粹主义者是民主的倡导者及民生的推进者。然而，民粹主义却在维护“人民”利益上每每走向极端，其结果恰恰是损害了人民群众的根本利益。在今天，民粹主义往往成为个别媒体和“公知”撕裂社会的说辞。他们将健康的道义责任（社会与国家）与道德责任（个体）对立起来，只谋求一己的健康与医疗获益，把风险留给医生，把代价留给社会和国家。民粹主义的逻辑是一切健康服务的差异都隐含着政治迫害，一切死亡的背后都有不可告人的阴谋，都是政府政策或医生行为的过失，都应该通过闹、打、砸、告来获得经济补偿和社会同情。如果不清醒地意识到民粹主义的危害，走出民粹主义的泥沼，则难有健康与医疗事业的和谐局面。

（5）目标与手段：无疑，健康是生命品质与愿景的目标诉求，“健康中国”是当今中国最隆盛的社会改良与民生工程，而卫生（养生）和医改等都只是达成这一宏伟目标的手段和工具。应该强调卫生事业及医改攻坚都是在为健康中国的大目标服务，而不应该本末倒置，把工具和手段当作目标，使“健康中国”的目标空壳化。

今天，人类健康维护筑起了五道防线，第一道是生活方式的不断优化，第二道是对健康危险因素的有效控制，第三道是对亚健康状态的预警与调适，第四道是各种疾病的精准诊断、治疗与理想康复，第五道是长期照顾者与生命终末期患者的尊严维护与生命质量的维持，使患者在临终时坦然应对。然而，一些地区奉行“大医疗、小健康”策略，把五道防线压缩为一道防线，将有限的卫生资源尽数投入到发展高精尖医疗技术上，盖高楼，买最新、最贵的设备，甚至通过先进的手段查出更多的疾病和患者，造成病越治越多，越治越重，医患关系也越来越紧张。

五、健康认知的哲学化之旅

1. 反思“自然的本体化之误”

“自然的本体化之误”命题源自吴国盛教授30年前的同名专著[21]。当时他将其作为科学哲学的一个母题提出来，在理论展开与案例分析方面侧重于物理学范畴。如今笔者把这一观点引入健康研究的反思中，重点剖析人的物化、对象化、图像化、细节化以及数学化表述五个方面。

（1）科学认识代替哲学反思：在一定程度上，现代医学割裂了知识与信仰、知识增长与精神发育的关系，将哲学思维科学化，认为健康科学的奥秘就是健康哲学的终极关怀，从而关闭了健康哲学的门扉。

（2）以图像充当本体，以图像真相代替哲学本相：现代医学认为生命只是DNA的表现，健康则是基因的有序表达，并不存在基因图谱之外的生命图景，因而现代医学武断地以物理学的解释范式统括生物学的个性存在与张扬。这是一种本末倒置，是对生命价值的工具理性解读，而忽略了个体生物的精神成分。

（3）客观知识的“神目观”理解：将生命及健康研究简化为照相机与复印机原理，坚守“独立于人，外在于人，先于人”的客观性以及求真务实的对象化立场，否认“心灵镜头”的存在，不接纳生命演绎中的主体间性，以及灵性、情感、意志和信仰对生命的弹性校正。

（4）异在性与先在性之谜：如同“鸡与蛋，孰先孰后”的无解争论一样，健康与疾病是互为前提的，同时也预设了异在性与先在性之间相互纠缠的逻辑怪圈。不正常的健康（例如，在患病前后个体的表现）以及健康的不正常（例如，阑尾长在左边）与疾病、保健干预的必然关系以及或然关系都成为困扰人们的悬题。对亚健康的干预对策似乎破解了这一难题。

（5）自然的数学化与统计学崇拜：这是生命对象化和客观化研究进程的必然归宿。现代医学使健康从个体体验转向了客观测量，同时也该变了健康的解释模型与路径。在这种转变过程中，数字成为唯一的健康证据。然而，健康传播的困境在于不断质疑健康指标数学化的趋势。实际上，由医学科学提供的生命与健康的演化图景与数据是人类科学活动的产物，不具备终极的本体化意义，也不具备穿透心灵的情感力量。新兴的健康叙事是对冲数学化描述与统计学崇拜的良策，是将专家之学与公众之识联系起来的节点，也是促进公众理解健康的新语境。对公众而言，一摞健康数据只是冰冷的数字，而从疾病困境中康复的个体故事对他们而言更有吸引力。

2. 反思还原论的视野缺损

几十年来，“还原论”一直遭到质疑，一是它脱胎于物理学的细分思维与微观研究路径，缺乏独立的生物学创新；二是只重视生物学分析单一向度上的拓展，缺乏综合研究的视野和姿态；三是常常遭到伦理学的质问，将人类生命等同于普通生物，忽视了对人的意志、情感、心理和行为的统合；四是在方法上存在只见树木、不见森林的问题。尽管如此，它在现代生物学与医学研究中的地位依然坚如磐石，无论是每年一度的诺贝尔生理学或医学奖颁奖加冕，还是日常的健康传播，几乎每一项新的健康研究成果都无法游离于还原论的思维和方法之外。然而，也不乏生物学前沿的科学家对其进行反思。

S. 罗斯曼（S. Rothman）认为：“还原论的思维方式将无可挽回地导致两重深层的混淆和误解：第一层是将生命的物质体现等同于或归因于生命本身，第二层是仅将生命组成部分之和错定为生命整体本身。”

吴家睿在《后基因组时代的思考》一书中写道：后基因组时代的基本特征就是告别还原论与线性思维模型，走向复杂系统理论和非线性（网格化、开放性和涌现性）科学的模型。他声称，真正意义上的科学真理都是一种批判性增长的学说，我们甚至有必要复活“活力论”，来重新诠释生命系统与非生命系统的差别——随机性、坚韧性和可进化性，揭示复杂生命体的特殊活动规律。置身于基因研究前沿，他还大声呼吁走出“基因决定论”的迷雾，表现出一种彻底的哲学清醒。

毫无疑问，人们对于还原论的挑战，旨在超越躯体和生物学，是一种健康认知上的突围。WHO 对健康的内涵重新定义，从躯体无疾病延展到了心理平衡和社会适应方面。30 年后，恩格尔根据这一认识将生物医学模式也扩充到“生物一心理一社会”的大视野之中。如今，医学已经攀上技术主义和消费主义的悬崖峭壁。那里有三个坠落口，分别是健康的人工化、生命的技术化以及医学的生活化。人们正毫无选择地飞身下滑，眼前有什么，脚下是什么，未来又将如何，大家都陷入茫然状态。政治家正在为日益入不敷出的保健与医疗费用而一筹莫展，环保主义者正在为失去青山绿水而泣声悲切，卫生监管官员为不断涌现的添加剂和食品污染事件而身心憔悴，百姓正在为健康欲望未能满足而感到愤愤不平，为未能获取优质的保健资源而迁怒于医院和医生。难道健康是一个欲望的黑洞？这实在是一道无解的悬题。

参考文献

[1] 邱仁宗．关于健康的医学定义与社会定义．医学与哲学，1984，1：5.

[2] 汪茵．生理健康定义和评价．医学与哲学，1983，5：28.

[3] 俞齐煜．健康定义浅析．医学与哲学，1983，1：23.

[4] 金大勛，邱仁宗．医学的基本概念和因果思维——哲学与医学丛书第 16 卷《健康、疾病和医学中的因果解释》评介．医学与哲学，1985，8：70.

[5] 孙宝志．美国的健康研究新进展．医学与哲学（人文社会医学版）．1991，8：34.

[6] Kindig DA 著．石光，李明柱，周子君，等译．为人群购买健康．北京：人民卫生出版社，2001：12.

[7] 陈锡林．健康学研究原则．苏州大学学报：哲学社会科学版，1994，4：33.

[8] 刘士永．“清洁”“卫生”与“保健”日治时期台湾社会公共卫生观念之转变//余新忠，杜丽红主编．医疗，社会与文化读本．北京：北京大学出版社，2013：406.

[9] 徐文兵著．字里藏医．合肥：安徽教育出版社，2007：3.

[10] 马伯英，高晞，洪中立著．中外医学文化交流史．上海：文汇出版社，1993，10：1.

[11] 米尔德丽德・布拉克斯特著．王一方，徐凌云译．健康是什么．北京：当代中国出版社，2012，12.

[12] 孙小玉．失能研究与生命书写．台北：国立中山大学出版社，人文社会科学研究中心辅助出版，2014，10：44.

[13] 苏承武，唐东平，郭钦源，等．亚健康的医学哲学思考．广西医科大学学报，2008：55-57.

[14] 余新忠．晚清的卫生行政与近代身体的形成——以卫生防疫为中心．清史研究，2011，3：56-57.

[15] 王一方．中国人的病与药．当代中国出版社，北京：2013.

[16] 王宁，何裕民．人道与科技失范的实例剖析——兼评《全球视野下美国健康情况：寿命更短，健康状况更差》．医学与哲学：人文社会医学版，2014，1：34-35.

[17] 陈美霞．公共卫生体系医疗化与市场化的共生关系：一个历史的考察//蔡甫昌．疫病与社会：台湾历经 SARS 风暴之医学与人文反省．台北：国立台湾大学医学院出版，2012：143.

[18] 那力，何志鹏，王彦志．WHO 与公共卫生．北京：清华大学出版社，2005：导言．

[19] 张耸山，吴华章．英国的健康促进与个人自由．医学与哲学，2007，28（5）：45-46.

[20] 林红．论民粹主义产生的社会根源．学术界，2006，06：67-69.
[21] 吴国盛著．自然本体化之误．长沙：湖南科学技术出版社，1993，3：11.
[22] 斯蒂芬·罗斯曼著．李创同，王策译．还原论的局限——来自活细胞的训诫．上海：上海译文出版社，2006.
[23] 吴家睿著．后基因组时代的思考．上海：上海科学技术出版社，2007.

健康中国的历史进程

甄 橙

自古以来，为了生存与长寿，人类一直追求卫生与健康。在古英语中，“hælth”（健康）一词来自于德语（日耳曼语），与“整体”（whole）存在联系。古希腊的医者强调身心整体的重要性。希波克拉底认为通过保持地、火、风、水四种元素的平衡即可维持健康，并认为机体还需要与外界保持协调和适应。在汉语体系中，卫生与健康紧密联系。“卫生”最早见于《庄子·杂篇·庚桑楚第二十三》：“若趎之闻大道，譬犹饮药以加病也。趎愿闻卫生之经而已矣。”庄子将“卫生”诠释为：“防卫其生，令合道也。”[1]这里的“卫生”即维护生命、保持健康之意，立意之本在于个体健康。现代意义的“卫生”概念则是一个比较年轻的词汇。从光绪以降，在西方卫生知识的传入、日本近代的“衛生”（eiseyi）用语与卫生制度的引介以及中国士人对传统的重新阐释和利用等诸多因素的共同作用下，这一词汇逐步登上历史舞台，成为与“hygiene”相对应的现代概念[2]。随着历史的发展和文明的进步，“卫生”和“健康”的内涵都发生了转变。广义的健康表达的是一个复杂的组织系统良好的运行状态。狭义的健康指个体无疾病。随着社会的发展，“健康”概念不断地被赋予新的含义。1977 年，美国学者恩格尔（GL. Engel）在《科学》（*Science*）杂志上发表了《需要新的医学模式：对生物医学的挑战》（*The Need for a New Medical Model*：*A Challenge for Biomedicine*），标志着人类对健康概念的认识从过去注重单一的“生理健康”模式向“生理—心理—社会适应”综合健康模式的重大转变，即认为人类健康不仅仅是指躯体健康（physical health），还包括心理健康（psychological health）、社会适应良好（good social adaptation）和道德健康（ethical health），是四个方面健康、有机的统一。随之，健康理念逐渐从医学和生物学等学科领域向生态学、地理学、社会学、经济学和系统学等其他学科渗透，其研究视野也逐渐从相对狭义的生物生命体的健康扩展为更广义的、非生物的复杂组织系统的健康[3]。

一、爱国卫生

卫生问题与国家命运联系的话题可以追溯到 1933 年毛泽东发表的《长冈乡调查》。在该文中毛泽东指出：“疾病是苏区中一大仇敌，因为它减弱我们的革命力量。如长冈乡一样，发动广大群众的卫生运动，减少疾病以至消灭疾病，是每个乡苏维埃的责任。”[4]由此提出讲究卫生、减少疾病、保护健康及抗击敌人的思想。这四者的关系层层递进，使貌似不相关的几件事因保家卫国而达到高度一致。在毛泽东看来，卫生已经不是一个简单的个人问题，而是关系到国家安危的民生问题。中华人民共和国成立后，爱国卫生运动因为种种需要而被长期坚持下来。纵观这一运动的发展，可以分为四个阶段。

甄橙，北京大学医学人文研究院。

1. 以清洁为中心的爱国卫生运动（1949—1952 年）

1950 年第一届全国卫生工作会议制定了“面向工农兵”“预防为主”及“团结中西医”的三大卫生工作原则。1951 年 9 月 9 日，毛泽东以中共中央的名义，在卫生部副部长贺诚上报中央的报告中做出了批示：“至少要将卫生工作和救灾防灾工作同等看待，而决不应该轻视卫生工作。”这一文件是中华人民共和国成立后毛泽东对卫生工作亲自拟稿批转的第一份文件[5]。该文件的重要性并不仅因为其是第一个文件，更在于毛泽东对卫生工作的重要性进行了深刻的阐述，并为卫生工作做了明确的定位，为爱国卫生运动奠定了理论基础[6]。1952 年，周恩来在第二届全国卫生工作会议上提出“卫生工作与群众运动相结合”。从此，爱国卫生运动在卫生工作原则的指导下逐步成为具有中国特色的卫生防疫指导思想。在此阶段爱国卫生运动的重点是预防和消灭传染病，以最为危害人民健康的 20 种传染病为防治目标，尤其是威胁国防和经济建设的传染病，如天花、鼠疫和霍乱等。

2. 以反对美国细菌战为中心的爱国卫生运动（1952—1954 年）

1952 年初，美国对中国东北和青岛等地区投掷细菌弹。为了粉碎敌人的细菌战，防止疫情发生和蔓延，1952 年成立了中央防疫委员会，号召全国进行灭虫和消毒的防疫运动，及时地扑灭了敌人投下的各种毒虫毒物，而且大规模地消灭了各种传播病菌的媒介，改善了环境卫生，建立了卫生制度，普及了卫生常识，大大提高了全国人民的健康水平[7]。在抗美援朝和保家卫国的爱国主义情绪激发下，卫生运动迅速播及全国，并持续开展起来。将卫生运动与保卫国家联结在一起，取得了群众的支持，不仅在卫生领域取得了成效，而且帮助国家打败了敌人的进攻，取得了令世界瞩目的效果。国际上也对中国的卫生运动给予了高度评价。1952 年 5 月，国际科学委员会（International Scientific Committee）在中国各地考察后向世界宣告：“今天中国正在进行着一个促进个人卫生和社会卫生的运动，这个运动受到 5 亿人民全心全意的支持。这样规模的卫生运动是人类有史以来前所未有的。”[8]1952 年 12 月 31 日，周恩来签署了政务院《关于一九五三年继续开展爱国卫生运动的指示》，并根据当时的实际情况，将中央防疫委员会更名为中央爱国卫生运动委员会[9]。

3. 以除害灭病为中心的爱国卫生运动（1955—1978 年）

在这一时期出现了不同的声音。有人认为，爱国卫生运动是为了反对细菌战发动起来的。抗美援朝已经结束，爱国卫生运动也就完成了历史使命，否则会妨碍生产，耽误工作。针对这些情况，1957 年八届三中全会进一步明确了爱国卫生运动的目标，并指出要消灭疾病，保卫人民的生命和健康，这就是保护世界上最重要的财富和最重要的生产力[10]。党和国家高瞻远瞩，将人民的健康视为立国之本，爱国卫生运动超越了政治运动和革命运动，开始与社会生产和人民生活相结合，使中国许多地方的卫生面貌焕然一新，人民的健康状况得到了改善。

20 世纪 60 年代后期，中国农村再次遭遇传染病的侵袭，流行性脑脊髓膜炎（简称“流脑”）、疟疾、伤寒、麻疹和回归热相继在全国流行，爱国卫生运动再次发挥重要作用。“两管”“五改”[11]成为卫生运动的重中之重。改良水井是为了使饮用水达到卫生要求。改良厕所和畜厩是为了管理好人畜粪便，使粪便经过无害化处理，既不污染环境，又能防止传染病和寄生虫病的发生。改良炉灶是为了使炉灶好用，烟囱不倒烟，节约柴草和煤炭，减少环境污染[12]。“两管”和“五改”措施的施行，使厕所、牲禽圈窝、水井及水池得到了改良，既积存了肥料以适应农业生产，又保证了水源符合卫生条件，做到了卫生运动服务于农业生产，满足了农民的需要，保护了农民的健康，成为农村实施初级卫生保健的重要内容。

4. 以精神文明建设为主导的爱国卫生运动（1978 年至今）

十一届五中全会提出了精神文明建设，城市的重要性逐渐凸显，爱国卫生运动逐渐从农村转移到城市，评比卫生城市和文明城市的活动逐渐取代了传统的农村爱国卫生运动的内容。“五讲、四美、三热爱”[13]成为 20 世纪 80 年代中国最有代表性的数字化运动口号。“五讲”中的讲卫生、“四美”中的环境美、“三热爱”中的热爱祖国都与爱国卫生运动直接相关。无论是物质层面还是精神层面，无论是道德层面还是科学层面，围绕爱国卫生运动，个人与社会、农村与城市都成为爱国卫生运动的试验场和检验场。爱国卫生运动从相对独立的口号和行动转变为社会主义精神文明建设的组成部分。在以城市为载体的爱国卫生运动中，医疗卫生工作逐步向专业化和规范化转型，党和政府领导卫生工作的能力也随着爱国卫生运动的深入开展得到了锻炼和提高。

二、送医下乡

作为传统的农业国家，在长期的历史发展中，中国形成了高度发达的农业文明，而承载这种文明的基础就是广大的中国农村。中华人民共和国成立后，大部分城镇职工、干部、教师和高等院校学生等只需个人缴纳挂号费和出诊费，其他医疗费用基本由企业或国家负担，职工的直系亲属也有相应的医疗保障，而广大农民却属于自费医疗。与城市相比，农村幅员更为辽阔，农民构成了中国社会阶层的主体，因此，关心农村卫生、关注农民健康成为一件十分重要和必要的事情。

1965 年 6 月 26 日，毛泽东做出了著名的“六・二六”指示，批评了“城市老爷卫生部”的做法，要求“将医疗卫生的重点放到农村去”。各地卫生领导部门纷纷抽调大批医务人员到农村巡回医疗。仅 1965 年 5 月，就有 1500 多个巡回医疗队下乡[14]。《人民日报》头版头条发表了《切实把医疗卫生工作的重点放到农村去》的社论：“下乡上山的办法，应当多种多样：可以从医院中分出一部分人员、设备，到农村建立基地；可以从医院中抽调一批医务人员充实农村基层，在农村安家落户；也可以继续组织巡回医疗队或其他形式的流动性的医疗机构，到农村巡回医疗”[15]。“送医下乡”在形式上把城市的医疗资源输送到农村，从本质上加强了农村的医疗卫生工作，改变了农村缺医少药的落后局面，打破了农民与现代医疗隔绝的僵局。

另一方面，送医下乡也使城市医学专家有机会目睹和感受农村医疗的实际状况。北京、上海、天津、广州、重庆、辽宁和安徽等省市组织了医疗队下乡巡回医疗，并培训了基层卫生人员。医疗队员的名单中云集了当时中国医学界的精英人物，如胸外科专家黄家驷、吴英恺和范秉哲，内科专家张孝骞、钟惠澜和吴朝仁，妇产科专家林巧稚，皮科专家胡传揆，耳鼻喉科专家徐荫详，眼科专家张晓楼，卫生学专家叶恭绍等，以及名老中医叶心清、朱颜、赵炳南、郗霈龄及冯泉福等均在其中。1965 年 2 月 26 日，《人民日报》配发社论，明确阐述了组织医学专家下乡的目的：“我们的卫生工作要为全体人民和一切病人服务，但是，首先和主要的应当为工农兵群众服务。”“卫生工作要为工农兵服务得好，就不能光看到城市，也应当面向农村。”[16]巡回医疗作为一种制度延续到了 1975 年。据资料统计，期间全国城市和解放军医务人员先后有 110 多万人次深入农村进行巡回医疗。

送医下乡运动所展示的既是一种技术的医疗，也是一种制度的医疗。一方面，国家向缺医少药的广大乡村输送医药、技术与服务，建立基本卫生保健网络。另一方面，国家也获得了政权建设的认同及合法性，并形成了输送国家各种理念及要求的路径，成为国家建设的工具[17]。同时，送医下乡不是简单地对农村的医疗拯救，也是对城市医务人员的世界观的改造。送医下乡使城市医生认识到，中国的医疗卫生服务要普惠全民，农民的健康不容小视。可见，送医下乡在一定程度上改变了农村缺医少药的状况，不仅使农民受益，也使城市的医师受益[18]。

1996年以后，各地各部门在中共中央、国务院的领导下，广泛开展了文化科技卫生“三下乡”活动，为农民办了许多实事。原卫生部在1997年底提出对农村实行对口支持，推动开展“五个一”活动[19]。在北京等十大城市，50%左右的二、三级医疗机构的卫生技术人员在晋升主治医师和副主任医师之前，必须到县或乡卫生机构工作半年到一年。通过继续搞好以加强县防疫站、县妇幼保健院和乡镇卫生院为主要内容的农村卫生“三项建设”，开展多种形式的卫生知识下乡活动，无偿赠送或优惠支援适宜设备以及培训卫生技术人员等方式，将卫生下乡活动与发展农村合作医疗和实现初级卫生保健目标结合起来[20]。下乡医疗活动在农村普及医学卫生知识、教育和引导农民养成良好的卫生习惯以及倡导文明、健康的生活方式方面发挥了很好的作用。

三、合作医疗

“合作医疗”一词最早见于1959年12月原卫生部党组上报党中央的《关于全国农村卫生工作山西稷山现场会议情况的报告》。中国的合作医疗制度几起几落。1955—1966年处于探索阶段，1966—1976年处于高潮阶段，1976—1982年处于停滞徘徊阶段，1982年以后伴随农村经济体制改革而衰落。

下派巡回医疗队到乡村的方式一时缓解了农村缺医少药的局面，但更多的是一种短暂的救助。因此，城市医务人员下乡以后，除了巡回医疗和治病防病外，还要采取多种多样的方式，积极培养半农半医的医生，培训不脱离生产的卫生员，把医疗卫生技术的种子撒播在农村，使之在农村扎根，在广大农民群众中扎根[21]。赤脚医生成为改善农村医疗最直接的贡献者。

赤脚医生是我国农村医疗卫生史上一个特殊的群体，指在农村人民公社时期生产大队中不脱产的初级卫生保健人员。他们是受过一定培训的基层卫生工作者。他们掌握简单的医疗卫生常识和技能，但仍持农村户口[22]。赤脚医生现象是中国医疗卫生在“最优”与“可行”之间的选择。1965年，中国共有140多万卫生技术人员。在高级医务人员中有80%在城市，其中的70%在大城市，20%在县城，只有10%在农村。75%的医疗卫生经费被用在城市，25%被用在农村。

20世纪60年代末，赤脚医生的出现将大队医疗站、公社卫生院以及县医院联结成一个紧密的医疗体系。这一体系的形成巩固了按照医疗水平等级形成的三级医疗体系内部的协作。与此同时，合作医疗的医药费减免也消除了之前阻碍村民外出求医的经济障碍[23]。1976年，全国有90%以上的农村成立了合作医疗组织，从而建立了较为完善的三级预防保健网。在这个网络中，除了有51万名正规医生外，还有146万名不脱产的赤脚医生、236万名农村卫生员及63万名农村接生员。中国农村基本上实现了“小病不出村，大病不出乡”的目标[24]。合作医疗制度的确立和发展有效地改变了农村地区缺医少药的状况，为农民提供了基本的医疗健康保障。占全国20%的卫生总费用解决了占全国人口80%的农民的医疗保健问题，创造了卫生史上的中国奇迹。中国的合作医疗制度和赤脚医生现象引起了世界各国的重视。这些宝贵的中国经验被世界卫生组织（WHO）吸收，并在著名的《阿拉木图宣言》中有所体现。

赤脚医生是农村合作医疗制度的产物。至1977年底，全国有85%的生产大队实行了合作医疗。赤脚医生的数量一度达到了150多万名。在卫生防疫和计划生育领域留下了赤脚医生的足迹。赤脚医生能处理农村的常见病和多发病，能在农村最基层的土壤里扎得下根，能融入中国的农村文化中。赤脚医生来自于农民，服务于农民，与农民一同耕作在田间地头。他们虽然没有圣洁的白大衣，常常身穿粗布衣，但他们拥有最真、最纯、最热的为农民送医送药的服务之心。他们采用朴素、实用的治疗模式，以中医中药为主、西医西药为辅，满足了农村大多数群众的初级保健需求。

20世纪80年代至90年代，由于各种因素，导致我国赤脚医生和农村合作医疗制度的普遍瓦解。这些因素包括：①集体经济的解体和农村家庭联产承包责任制的实施动摇了赤脚医生及农村合作医疗制度的经济基础。②由于废除了人民公社制度及农村三级管理制度，改变了赤脚医生及农村合作医疗制度的政治生态环境。③由户籍管理的松动、村民自治制度的推行和市场经济的发展导致的利益多元化，改变了赤脚医生及农村合作医疗制度的社会基础。④对土地保障和家庭保障的迷信以及对农村公共卫生及三级预防保健网的削弱则动摇了赤脚医生及农村合作医疗制度的群众基础和体制基础[25]。1985年1月25日，《人民日报》发表了《不再使用“赤脚医生”名称，巩固发展乡村医生队伍》一文。2004年1月1日实施了《乡村医生从业管理条例》，标志着乡村医生经过相应的注册及培训考试后，可以正式的名义开业。赤脚医生的历史自此结束。

四、计划生育

18世纪以来，在西方国家的理念中，人口因为代表现实生产力而被视为国家的财富[26]。在中国，人口增长与千百年来“多子多福”“无后不孝”的思想相一致，然而，而人口的快速增长带来的复杂影响也是有目共睹的。1953年中国开展了第一次人口普查，统计全国人口总数约为6亿。2010年第六次人口普查时统计人口总数约为13.3亿。人口问题超越了家庭，成为一个重要的社会问题，直接关系到国家的国计民生。回顾中国的人口控制和计划生育工作，可以将其划分为五个阶段。

1. 盲目追随苏联理论（1949—1950年末）

在这个时期，人们把人口增长看作是社会主义国家的人口规律，体现了社会主义制度的优越性，甚至认为人口增长是社会繁荣和生活改善的标志。由此导致中华人民共和国成立后人口出生的第一次高潮。随后人口盲目增长引发的诸多问题开始显露：城市住房紧张、学校校舍受限以及育龄妇女避孕等问题。节制生育的呼声由此而出，“计划生育”以新生事物的面孔开始受到人们的关注。在此阶段，计划生育政策并没有大规模推行和严格执行。为了保护妇女权利，禁止非法堕胎，凡未经批准私自打胎者，对本人和执行打胎者均分别给予处分[27]。1952年原卫生部出台了《限制节育和人工流产暂行办法》，1953年原卫生部修订了《避孕及人工流产法》，从国家层面提倡避孕，帮助群众实现节育。

2. 重新提及计划生育（20世纪60年代初至60年代末）

在1959—1961三年困难时期，人口出生率下降，死亡率升高，人口增长暂时趋于停滞，首次出现了1949年以后的人口负增长。但这一现象并不反映我国生育率下降的趋势，它只说明大范围的天灾人祸对出生和死亡的短时间影响，这一表面的假象掩盖着更大的出生洪峰[28]。1962年，我国进入第二次生育高峰。严峻的现实使计划生育被重新提起。1962—1965年间，周恩来在多种场合反复指出实行计划生育的重要性和必要性，第一次提出我国人口控制的目标，并提出具体建议，“计划生育工作应先搞城市，农村要有重点地结合社教工作来搞，避免强迫命令、要求太急。”[29]此阶段以讨论节育问题为多，节制生育的主要办法有避孕、人工流产和绝育手术。计划生育以城市和人口稠密的农村为重点，先城市后农村，以城市带动农村，这是20世纪60年代初至70年代初人口控制的重要指导思想[30]。

3. 计划生育初成体制（20世纪70年代初至70年代末）

在此阶段，中国开始把人口增长指标纳入国民经济发展规划，提出“晚稀少”[31]的计划生育政策。1978年3月，全国人大五届一次会议通过了《中华人民共和国宪法》，其中第53条规定“国家提倡和推行计划生育”。这是我国首次将计划生育纳入国家的基本大法，使计划生育工作有了法律保障，对中国控制人口增长起到了推进作用，并开始重视计划生育的理论研究，从人口学、医药学和经济学等多学科角度重新审视计划生育的重要性。

4. 计划生育不断健全（20世纪80年代初至90年代初）

1980年前后，全国各省、市、自治区及直辖市陆续建立了计划生育委员会和基层的计划生育机构，如计划生育服务站，有效地保证了计划生育工作专人负责，落实到位。20世纪80年代，计划生育政策逐步调整为“晚婚晚育、少生优生”。在此阶段，计划生育已成为我国的基本国策，是一项需要长期执行的战略任务。我国坚持实行限制人口数量，提高人口素质，提倡一对夫妇只生育一个孩子[32]。

5. 计划生育适时调整（20世纪90年代初至今）

在此阶段，中国进入社会主义市场经济，但计划生育作为基本国策，不会因为经济运行机制的改变而改变[33]。此阶段强调计划生育工作以人为本，以人的全面发展为中心，以群众的需求为出发点，以避孕节育为重点，以稳定低生育水平及提高人口素质为目标，围绕生育、节育和不育开展优质服务。通过宣传，提高对计划生育的认识，使计划生育客体从义务本位过渡到权利本位。2001年12月，全国人大常委会通过了《中华人民共和国人口与计划生育法》。这表明中国的计划生育工作实现了重大跨越，具备了法制化和规范化的条件。2010年全国人口普查显示，我国的总和生育率仅为1.18。2011年，我国有31个省份放开了“双独两孩”政策，2013年开始启动“单独两孩”政策，2015年10月全面放开二胎政策。以科学理论为指导，以实际调查为依据，中国的计划生育政策逐步完善，向促进人口长期均衡的方向发展。

从盲目生育到计划生育，中国计划生育政策的制定与实施使人们认识到了人口问题的重要性，以及优生优育的必要性。计划生育对己、对家、对国都有意义，是需要长期坚持和坚决执行的基本国策。

五、健康中国

国富民强是众望所归，拥有健康的体魄是强身强国的根本保证，也是通往小康生活的必经之路。没有健康就没有小康，满足人民的健康需求是政府的一项基本职责，健身强国是国家政治主张的一种体现。

作为一个复杂、高级的生命组织系统，国家的发展也遵循健康法则。国家可以通过自我变革和创新，保持国家这一机体的健康。“健康中国”的口号不仅反映出希望国人都拥有健康的体魄，也反映出希望中国的生存、发展与运行都进入良好的健康状态。将健康与国家联系起来，不是概念上的简单搬移，而是观念上的深刻变革。

“健康中国 2020”战略是以科学发展观为指导，以全面维护和增进人民健康，提高健康公平，以及实现社会经济与人民健康协调发展为目标，以公共政策为落脚点，以重大专项和重大工程为切入点的国家战略。实施“健康中国 2020”战略，是构建和谐社会的重要基础性工程，有利于全面改善国民健康，确保医改成果为人民所共享，也有利于促进经济发展方式的转变。“健康中国 2020”战略充分体现了贯彻落实科学发展观的根本要求[34]。

目前中国还是一个发展中国家，虽然在医疗、卫生、环境、交通和经济等方面取得了进展，但仍然存在许多问题，因此，中国要学会借鉴先进国家的经验，借用先进国家的新技术、新理论和新方法，避免走弯路。在当前的中国社会工业化、城镇化、全球化和老龄化特征日趋明显。在这种大环境下，疾病谱也发生了改变，慢性病替代传染病而成为居民健康的主要危害。因此，加强慢性病知识的普及和健康教育，以逐步改变人群不健康的生活方式和行为十分重要。同时，将慢性病防治的重点从“疾病治疗”转移到“危险因素控制”，从医院下沉到社区也十分有必要。城市中大型专科医院固然是医疗卫生的重要机构，但是，农村三级医疗保健网和城镇社区医疗服务机构不可缺少。全科医生、乡村医生与专业医师都同等重要。另外，我们还应该从传统医学文化中吸收营养，太极拳、八段锦和五禽戏等都是强身健体的好方法。总之，我们要通过借鉴古今，在探索健康中国的道路上走出具有中国特色的健康之路。

六、结语

从古至今，健康的体魄都是人们追求的目标之一。古希腊人不仅追求健康，而且把健康看作是人类的最大美德。与健康相伴的人口问题，表明上看是一串人口数字，实际上人口的数量和比例反映了国民健康的水平。人口健康与国家生产力、社会繁荣、国防能力以及国家的整体发展休戚相关。“人民之健康，国家富强之基也。”[35]表明健康已不再是一个医学问题，也不再仅仅是卫生计生机构关注的事情，相反，健康与每个人和每个家庭息息相关，更与国家的命运休戚与共。正因如此，中国政府提出了“健康中国”的口号。

从爱国卫生到健康中国，观念上的转变反映出中国对卫生、医疗、人口及健康等一系列问题的认识水平从不成熟走向成熟的轨迹。现代医学模式的转变彰显出医学从“以病为主”转变为“以人为主”，从“以治疗为主”转变为“以预防为主”。在追求健康的道路上，要从“国家引导为主”转变为“个人自觉为主”，要从“吃药看病为主”转变为“健康生活为主”。

健康是人类的基本需求和权力，也是社会进步的重要标志和潜在动力。从爱国卫生到健康中国，在国家医疗卫生政策的制定上，从带有国家机器色彩的运动式卫生运动，转变到既关注个人福祉又有大国情怀的“健康规划”[36]。从“卫生”到“健康”的转变，不仅是词语的变化，也体现出一个国家和政府对卫生医疗理念的全面理解和深化，显示出大国情怀的发展眼光，彰显出面向世界的胸怀和气魄。全社会要积极倡导“大健康”“大卫生”及“大医学”的观念，将健康战略融入社会经济发展中，使人人为创造有利于健康的社会、经济、医疗和生活环境做出贡献。

参考文献和注释

[1] 陈鼓应．庄子今注今译．北京：中华书局，1983：599.

[2] 余新忠．卫生何为——中国近世的卫生史研究．史学理论研究，2011（3）：132-141.
[3] 杨多贵，周志田．国家健康的概念与内涵．科学对社会的影响，2007（4）：5-8.
[4] 毛泽东选集．第 1 卷．北京：人民出版社，1991：113.
[5] 高恩显．建国初毛泽东批转的卫生工作文献．中华医史杂志，2000，30（1）：44-47.
[6] 肖爱树．1949—1959 年爱国卫生运动述论．当代中国史研究，2003，10（1）：97-102.
[7] 进一步开展爱国卫生运动，粉碎美国细菌战．人民日报，1953-02-25：第 6 版．时评.
[8] 胡宜．送医下乡：现代中国的疾病政治．北京：社会科学文献出版社，2011：112.
[9] 王艳丽．档案见证历史：1952 年青岛市南区反细菌战掠影．山东档案，2014，5：64-66.
[10] 中国中央、国务院．关于除四害讲卫生的指示．1958 年 2 月 12 日.
[11]“两管”即管理粪便和垃圾，管理饮用水源。“五改”即改良水井、改良厕所、改良畜厩、改良炉灶及改良环境。
[12] 佚名．农村“两管五改”包括哪些内容．农村科技，1999（7）：4.
[13]“五讲、四美、三热爱”活动是共青团在中国共产党的指导下在新的历史时期首创的群众性活动。“五讲、四美、三热爱”成为 20 世纪 80 年代中国的经典口号。五讲：讲文明、讲礼貌、讲卫生、讲秩序、讲道德；四美：心灵美、语言美、行为美、环境美；三热爱：热爱祖国、热爱社会主义、热爱中国共产党。
[14] 陈海峰．中国卫生保健史．上海：上海科学技术出版社，1993：288.
[15] 切实把医疗卫生工作的重点放到农村去．人民日报，1965-09-01：第 1 版．社论.
[16] 卫生工作的一个革命措施．人民日报．1965-02-26：第 1 版．社论.
[17] 马冀．医疗下乡与国家建设——以 1965 年通县为中心的考察．党史研究与教学，2014（2）：86-91.
[18] 李静．民族一国家的建构与动员——对《人民日报》医疗队下乡报道的分析（1949—1965）．新闻大学，2009（2）：96-103.
[19]“五个一”活动，即完善一套技术规范和管理制度，开展一项新技术，培养一套技术班子，免费进修一名卫生技术人员，开展一次巡回医疗。
[20] 王黎．持之以恒地为农民办实事，中宣部等十部委提出“三下乡”具体措施．人民日报，1997-12-30：第 4 版．要闻栏目.
[21] 切实把医疗卫生工作的重点放到农村去．人民日报，1965-09-01：第 1 版．社论.
[22] 李德成．赤脚医生研究述评．中国初级卫生保健，2007，21（1）：6-8.
[23]（新加坡）方小平．赤脚医生、乡村医疗制度化与三级医疗体系“哑铃型结构”的演化．中国社会历史评论，2013，14：170-187.
[24] 胡宜．送医下乡：现代中国的疾病政治．北京，社会科学文献出版社，2011：156.
[25] 邵德兴．赤脚医生与农村合作医疗制度变迁．中共浙江省委党校学报，2010（4）：57-62.
[26]（德国）文士麦．世界医学五千年．北京．人民卫生出版社，1985：120.
[27] 杨魁孚，梁济民，张凡．中国人口与计划生育大事要览．北京：中国人口出版社，2001：2.
[28] 杨子慧．计划生育在中国．辽宁：辽宁人民出版社，1987：37.
[29]《中国计划生育全书》编辑部．党和国家领导人关于人口与计划生育的论述．北京：中国人口出版社，1997：18-20.
[30] 孙沐寒．中国计划生育史稿．北京：北方妇女儿童出版社，1987：123.
[31]“晚稀少”即育龄晚、间隔稀、生育少。
[32] 严格控制人口增长．人民日报，1982-08-23：第 1 版．社论.
[33] 李鹏．在中央计划生育和环境保护工作座谈会上的讲话，1998-03-15.
[34] 佚名．《“健康中国 2020”战略研究报告》解读．首都公共卫生，2012 ，6（5）：239-240.
[35] 金宝善．北京之公共卫生．中华医学杂志，1926，3：253-261.
[36] 健康中国 2020 战略研究报告编委会．健康中国 2020 战略研究报告．北京：人民卫生出版社，2012：12.

中国医改困境的理论反思与现代卫生财政制度建设的基本路径

刘继同　韦丽明

一、中国医改体制性困境与严峻的暴力伤医问题

2000 年以来，中国医药卫生体制改革进入全面性、深层次和攻坚性的体制改革阶段，并面临诸多结构性与体制性的困境，其中最突出、最典型、最尖锐、最揪心及最冲击社会底线的是急剧增多且愈演愈烈的职业医闹，以及暴力伤医、杀医所致的医患关系日趋紧张[1]。通过回顾文献我们发现，令人困惑的是，从某种程度上说，这种医疗纠纷、职业医闹及暴力伤医或杀医现象几乎成为中国社会所独有的现象。我国暴力伤医案例的数量、规模、程度以及其造成的影响均创世界之最[2]。人们不禁要问：中国医改到底出了什么问题？为什么中国的医患关系日趋紧张？造成中国医患关系紧张最主要的原因是什么？为什么说现代医疗卫生服务的本质属性是一元的“福利”性质？为什么说造成中国医药卫生体制改革结构性困境最主要的原因是“错误”的卫生经济学理论基础？为什么说卫生财政学是中国医药卫生体制改革“正确”的理论基础？卫生财政学理论能否解决医药卫生体制改革结构性困境问题？如何深入推进中国社会保障基金理事会的全面改革？如何通过全国医疗保险基金预算体制建设，彻底改变医患间直接经济利益的互动关系模式？换言之，如何认真吸取中国医改 30 多年惨痛的历史经验和教训，以卫生财政学理论为基础，建立健全现代的卫生财政制度框架与政策体系，构建中国特色现代医药卫生体制改革方案，以及优化提高医患关系质量和医疗卫生服务体系质量，增进全民健康福祉，实现中华民族伟大复兴“中国梦”和“健康中国 2020”战略，2021 年全面建成小康社会和实现两个百年目标[3]，已成为中国国家发展议程、公共政策议程、社会政策议程，以及四个全面战略布局的核心议题。简言之，中国医改结构性与体制性困境，尤其是暴力伤医的惨痛教训刺激人们反思医改的理论基础。

二、医患关系紧张的理论假说与主要原因探究

通过文献回顾可以发现，2000 年以来，我国涌现了多种解释医患关系紧张的理论假说，大体上可以划分为宏观、中观、微观和多因素混合说四大流派，直接反映了国人对医疗卫生事业本质属性的认知理解程度和理论自觉水平，间接反映了医改方案和医疗卫生服务体系的质量。2015 年 9 月，笔者运用 CNKI 检索系统，以“医患关系紧张原因”为关键词和检索词，发现自 2000 年以来，伴随着医患关系紧张和暴力伤医事件频繁出现，医药卫生界开始发表相关文章，提出各

刘继同，北京大学医学人文研究院；韦丽明，西华大学社会工作系。

式各样的理论假说，试图回答和解释医患关系日趋紧张和暴力伤医事件频现的原因。按照文章发表的时间先后顺序，有学者认为原因为："当前我国医患关系相当紧张，医患之间信任度不高，医疗纠纷增多，恶性事件不断发生。造成医患关系紧张有许多原因，深层次的原因是经济体制不完善，政治体制改革滞后，医院及其职工文化心态的扭曲等。"这种观点宏观取向明显[4]。也有学者坦率地指出："医疗费用过高是造成医患关系紧张的重要原因。"这种观点触及了造成紧张的根本原因[5]。更多的学者主张多因素混合交叉的观点。他们认为医患关系紧张问题主要是由医院、医务人员、患者、医学院以及社会五大因素导致产生的，并且各因素之间相互影响、相互制约。笔者称之为形成医患关系紧张的"五位一体"模式。多种社会结构因素相互影响和制约是主题[6]。同时持有微观的观点也大有人在。他们认为，医师态度差、缺乏专业价值观和专业精神、缺乏真诚之爱是主要原因。医患关系紧张，一个重要的原因是一些医师没有发自内心地关爱患者，缺乏与患者沟通的能力[7]。值得注意的是，也有的学者独辟蹊径，从文化冲突的角度看待导致医患关系紧张的社会成因，认为"医患关系紧张问题的实质就是医患之间存在文化冲突"。这种观点令人耳目一新[8]。与此相似，有学者认为："导致医患关系紧张的原因中医方的非技术因素占据主导。从社会、伦理、心理等方面分析，主要原因在于慎独精神的缺乏、以人为本服务理念的空场、人文关怀的缺失以及对'救死扶伤'神圣职责的忽视。"这种观点抓住了医疗服务的非技术因素本质[9]。

自从医患关系紧张现象出现以来，媒体和舆论的作用和角色始终是社会各界关注的焦点之一。例如，有学者认为，应"分别从社会、医方、患方及舆论四个方面揭示医患关系紧张原因"[10]。有人从政府、医方、患方和其他因素四个方面综合分析了北京市公立医院医患关系紧张的原因[11]。更重要的是，有学者"通过对直接引发医患关系因素，普遍失衡的社会心态下的医患紧张表现，医师公信力缺失下的医患双方关系分析，认为由于缺乏制度性的医患解决机制加剧了医患矛盾的产生和激化"，将医患关系紧张的深层次原因上升为"制度性的医患解决机制"[12]。更有学者明确指出，造成医患关系紧张的主因是医疗市场化改革，法律规定不完善，媒体及医院应对失当等[13]。也有学者认为："医患双方具有不同的行动逻辑。医方通过各项安排，让医方尽可能地避免各种风险的发生；患方则依自己的判断，在医疗活动中尽量避免不必要医疗费用的产生。医患双方不同行动逻辑的冲突，必然在费用这一点导致医患关系紧张。"这种观点行为分析色彩浓厚[14]。令人欣喜的是，有学者认为："东莞完全有条件在全省乃至全国率先建立或引进类似美国的健康维护组织之类的第三方医疗保险机构，从制度、机制上重构良好、互信的医患关系。"[15]也有人强调道德因素的决定作用。"辽宁省各市开展医患关系问卷调查……结果显示：医患双方道德素养不高是其根本原因，应把提高医患双方道德素养作为改善医患关系紧张的治本良方。"[16]令人印象深刻的是，有人将医患关系紧张原因予以量化，方法是对西安市二级院 2009 年 11 月至 2011 年 11 月 20 例医患关系紧张病例进行了回顾分析。统计分析结果是："政府投入不足所占比率最高，为 100%，患者及其家属方面比率为 75%，其他的政府问题比率平均为 55%，医师方面素质不足为 20%，社会媒体方面为 35%，医院方面为 45%。"可见政府投入不足是主要原因[17]。这意味着人们越来越认识到政府在构建和谐医患关系中所处的决定性地位，"医患关系紧张有多方面原因，但政府应该负主要责任。医疗改革制度缺陷是造成医患关系紧张的重要原因。"[18]简言之，虽然造成医患关系紧张的原因有多种，但是政府应承担主要责任，并且卫生财政投入匮乏是其中的主要原因。

2010 年以来，人们越来越强调医患沟通的重要性，其潜在假设是假如医患沟通顺畅，医患关系紧张问题就解决了。"弥合医患双方对医患关系紧张因素的认知差异的关键，是加强彼此的沟通和理解。沟通中主要责任在医方，医护人员应该以患方的利益为中心……”[19]总体来说，人们对医患关系紧张原因的认识日益深化，探讨内在原因与外在原因的相互关系。从医师和患者两方面探讨形成医患关系紧张现状的内在原因，从医疗资源布局、医疗补偿机制、新闻媒体的影响、医疗质量和医疗服务五个方面探讨造成医患关系紧张现状的外在原因[20]。这意味“从目前医疗体制、医方存在问题、患方存在不足、社会普遍存在信任缺失方面分析医患关系不和谐的原因”，医疗卫生体制、社会系统和多因素决定论视角渐成“社会共识”[21]。令人欣喜的是，探讨医患关系紧张的专业学科视角日益增多，例如，也有学者“从心理方面来探讨医患关系，分析医患关系紧张的原因：利益冲突、心理应激和缺乏沟通等”，表明研究日趋深入[22]。针对医疗机构市场化筹资机制和商业化色彩日浓的趋势，医疗卫生业内外的有识之士共同疾呼：“医卫行业不能去争取利益最大化”，国家应加大投入，推进医疗资源均衡配置。此观点可谓一针见血[23]。令人遗憾的是，中国医患关系日趋恶化，职业“医闹”的出现和暴力伤医杀医是最典型的例证。“医患纠纷特别是‘医闹’的出现，是社会多重因素作用的结果，不同程度地存在于中国人思维中的神医文化因素，在一定意义上正是加剧医患关系紧张的文化基础”，说明现有措施无效[24]。最重要的是，学界普遍认为，应从内因和外因两个方面解析医患关系的紧张原因，“以市场为导向的公立医院改革虽然带来了卫生资源总量的提高以及部分医疗资源利用效率的改善，但也导致医疗费用增长、医院与医师趋利行为严重、公益性淡化、过度医疗等问题，医患关系紧张”[25]。简言之，多个研究发现，导致医患关系紧张的原因多种多样、错综复杂，政策体制是主要原因（表 1）。

最为重要和最具代表性的是国家在医疗卫生领域的最高代表，即原国家卫生部部长对造成医患关系紧张原因的认识。这既是官方权威的界定，也是最具行政权威的理解，反映了国家态度和倾向。前述文献回顾和系统综述的主要对象都是“普通的学者”。他们一般是从不同专业、学术观点、理论政策和经验研究等角度探讨医患关系紧张原因的，纯粹学术探讨的色彩鲜明。比较而言，原卫生部诸位部长们的讲话中较少涉及医患关系，唯有陈竺部长曾涉足这个问题。2009 年，时任卫生部部长的陈竺认为：“医患关系的实质是‘利益共同体’。……体制机制的不合理，造成了医疗机构公益性淡化和医患双方在经济利益上的对立，成为影响医患关系的根本原因”，此说法触及医疗卫生服务的本质属性，以及由于公益性淡化导致的经济利益上的对立[26]。2014 年 7 月，时任全国人大副委员长的陈竺针对当前日趋紧张的医患关系再次公开表态。他认为：“医患矛盾或者医疗纠纷是一个十分复杂的问题，任何情绪化的认知和处理都无助于问题的解决。我们需要理性深入地分析，从医患双方、医学活动本身特质、医疗卫生体系现状和社会大环境等方面探究原因，厘清医患关系的实质，探索构建和谐医患关系的长效机制。……造成目前医患关系紧张的主要原因有五个方面，一是对医疗服务特点认识不足，非理性就医现象仍较普遍；二是对医疗事业发展规律认识不足，医药卫生体系仍不健全；三是对医学的局限性认识不够，医患沟通仍不顺畅；四是医疗风险分担和医疗纠纷处理机制不完善；五是舆论引导机制不健全。”他的观点全面、系统地反映了党和国家领导人对此问题的认知。针对医患关系紧张原因的“诊断”，陈竺副委员长认为，构建和谐的医患关系重在机制建设：一是深化医药卫生体制改革，建立医疗质量和医疗安全的防范机制；二是提高医者的人文素养和大众的健康意识，建立顺畅的医患沟通机制；三是坚持体制机制创新，优化医患纠纷及医患矛盾的化解机制；四是大胆探索实践，建立医疗意外和事故的风险分担机制[27]。显而易见，2014 年卫生系统对医患关系紧张原因和应对策略的最新“国家诊断和国家药方”并未包括医疗卫生服务本质性质，医患关系紧张的四个应对机制主体上是都是工具方法性的。简言之，国家医疗卫生事业的最高行政管理者对医患关系紧张病因的权威诊断是至关重要的，典型地反映了医疗卫生行业系统，尤其是党和国家领导人对医患关系本质属性和客观规律的认识。

表1　社会各界关于“造成医患关系紧张原因和应对策略”研究状况一览表

姓名	时间	造成医患关系紧张的主要原因	应对策略
印石	2003.2	深层次原因是经济体制不完善，政治体制改革滞后，医院及其职工文化心态的扭曲等	
赵明杰	2005.2	医疗费用过高是造成医患关系紧张的重要原因	
李博等	2006.9	医院、医务人员、患者、医学院以及社会五方面因素导致医患关系紧张，各因素间相互影响是造成医患关系紧张“五位一体”模式	
王娅妮	2007.3	是一些医师没有发自内心地关爱患者，缺乏与患者沟通的能力	
何军等	2008.1	医患关系紧张问题的实质就是医患之间存在文化冲突	
柏宁等	2009.1	医患关系紧张原因中医方的非技术因素占据主导：慎独精神缺乏，以人为本服务理念的空场，人文关怀缺失以及对“救死扶伤”神圣职责的忽视	
张华等	2009.1	从社会、医方、患方和舆论四个方面揭示了医患关系紧张的原因	
张建	2009.5	从政府、医方、患方和其他因素四个方面对北京市公立医院医患关系紧张的原因进行了分析	
杨红娟	2009.12	缺乏制度性的医患关系解决机制，加剧了医患矛盾产生和激化	第三方医务社工
林丽等	2010.5	医疗市场化改革，法律规定不完善，媒体和医院应对失当等	增加政府对医疗事业的投入及完善法制等
谢华	2011.4	医患双方不同的行动逻辑冲突必然在费用上导致医患关系紧张	签署知情同意书
林江	2011.10	医患关系紧张的财税因素分析	第三方医疗保险机构
刘雪莹	2012.1	造成医患关系紧张的原因是复杂、多方面的。医患双方的道德素养不高是其根本原因	提高医患双方道德素养是治本良方
高建民等	2012.3	政府投入不足所占比率最高，为100%，患者及其家属方面比率为75%，其他的政府问题比率平均为55%，医师方面素质不足为20%，社会媒体方面为35%，医院方面为45%	政府应加大对医疗事业的投入，完善相关法律法规等
姚景贤	2012.24	造成医患关系紧张有多方面原因，但政府应该负主要责任	破除以药补医机制，让医院回归公益本位
蒋广根	2012.11	医患双方对医患关系紧张因素的认知差异	加强彼此的沟通和理解
赵丽等	2013.1	从医疗资源布局、医疗补偿机制、新闻媒体影响、医疗质量和医疗服务五个方面探讨了医患关系紧张现状的外在原因	医院应深入提高医疗质量和服务内涵等
王静等	2013.36	从目前的医疗体制、医方存在的问题、患方存在的不足及社会普遍存在信任缺失方面分析了医患关系不和谐的原因	医院应加强法制教育、增强有效沟通技巧等

续表

姓名	时间	造成医患关系紧张的主要原因	应对策略
刘涵	2013.1	分析造成医患关系紧张的原因：利益冲突、心理应激和缺乏沟通等	拉近医患关系
孙喜保	2013.3	“医卫行业不能去争取利益最大化”	国家加大投入等
王胜	2013.7	医患纠纷特别是“医闹”是社会多重因素作用的结果，神医文化因素是加剧医患关系紧张的文化基础	
张文娟等	2014.4.	医疗费用增长、医院与医师趋利行为严重、公益性淡化及过度医疗等问题	
陈竺	2014.7	造成医患关系紧张的主要原因有五个方面：对医疗服务的特点认识不足，非理性就医现象仍较普遍；对医疗事业发展规律认识不足，医药卫生体系仍不健全；对医学的局限性认识不够，医患沟通仍不顺畅；医疗风险分担和医疗纠纷处理机制不完善；舆论引导机制不健全	建立医疗质量和医疗安全的防范机制；建立顺畅的医患沟通机制等

综观前述，造成我国医患关系紧张的原因和应对策略的研究具有若干鲜明的特征，清晰地反映了医药卫生体制改革的现状与结构性困境，清晰地反映了医患关系紧张的现状和体制机制性困境，清晰地反映了社会各界尤其是医疗卫生行业对卫生服务本质属性规律的认知状况与价值观和态度，清晰地反映了对中国医药卫生体制改革，尤其是医疗卫生服务体系和现代卫生政策理论的研究水平，为下文提出的创新性观点提供了最佳参照体系，凸显了卫生服务的福利性质和卫生财政学革命意义。第一，中国社会各界对医患关系紧张原因和应对策略的关注、探讨和研究是一种“历史现象”，主要盛行于2000－2010年，间接地反映了医疗纠纷、暴力伤医杀医和职业医闹现象的流行时间。第二，主要是医疗卫生领域人员积极参与、关注和研究医患关系紧张的现象与后果，其他系统和行业领域的参与度较低，反映了对医患关系紧张问题的关注基本局限于医疗卫生系统内部。理论上说，身心健康是全体公民最基本的需要，加之现代医疗卫生和服务对象应该是全体国民，医患关系紧张问题应引起全社会关注才对，但事实上，这个极具社会性的问题局限于卫生系统内。这一方面反映了中国医疗卫生服务的社会性、政治性、文化性和人文关怀特质尚不突出、典型，在普通百姓的心目中卫生服务的社会形象基本上仍是“高科技、临床医疗技术和高度专业性”。另一方面，间接地反映了医疗卫生体系的专业性、封闭性和行业性，系统外的人基本不了解本领域。第三，目前有关医患关系紧张原因的研究，绝大多数是就事论事，局限于医患关系紧张的某些表面现象，相关实证研究、经验研究和定量研究极度匮乏，许多文章常是“发议论，谈观点”，总体上感觉比较肤浅，不仅缺乏研究深度和洞察力，而且缺乏理性、客观态度和批判精神。第四，在目前有关医患关系紧张的多种原因中，既有内因，也有外因，既有体制机制原因，也有价值观念和文化问题，既有宏观社会环境原因，也有医疗机构内部管理问题，既有宏观和中观原因，也有微观原因，既有国家与法律政策的原因，也有医院、医护人员和患者的原因，而且多种原因和多种因素相互交织在一起，好像无法准确地区分出“最主要”的原因是什么，结果是导致医患关系紧张的各种原因之间难以清晰、明确地划分“因果关系和前因后果”，宏观因素、中观因素和微观因素之间内在的逻辑关系不清，政策、医院结构和医患行为之间的关系不清。第五，与此相关，目前关于医患关系结构性紧张状况的研究普遍缺乏理论视角，尤其是

匮乏社会福利和公共财政理论。现有研究发现，政策建议和理论解释也普遍缺乏解释力和说服力。换言之，目前有关研究普遍缺乏系统、严谨和有说服力的理论解释，医改的理论基础薄弱。

更为显著的特征是，目前宏观的市场经济环境和医疗卫生系统主导盛行价值观、思维模式和态度观点。这里基本上是经济学和卫生经济学专业学科视角。尤其是在长期市场化筹资处境下，本应体现人文关怀、生命相托、救死扶伤和“去商业化福利”性质的卫生服务变成了“谋利生意”，社会福利、福利财政、国家责任、现代医疗卫生服务使命宗旨和促进全民健康福祉目标淡化。从学术研究角度看，笔者根据CNKI“全文”“主题”“篇名”“关键词”及“摘要”五类文献检索方式（表2），对中国卫生财政学与卫生经济学研究成果进行了比较，说明卫生经济学思维与视角“绝对优势”的状况凸显了强调国家责任、福利性质和公共财政制度框架重要组成部分的卫生财政学的边缘状况。简言之，中国医药卫生体制改革正确的理论基础不是“卫生经济学”，而应是“卫生财政学”。

表2　中国“卫生财政学”与“卫生经济学”研究成果比较状况一览表（1978年1月1日至2015年9月7日）

文献检索类型	卫生经济学（条文献）	卫生财政学（条文献）	卫财所占％
全文	398 086	12 485	3.14％
主题	10 758	220	2.04％
篇名	800	7（自己）	0.87％
关键词	2966	8（自己）	0.26％
摘要	4279	53	1.24％
合计	416 889	12773	3.06％

三、医疗卫生的福利性质与国家健康照顾责任

现代医疗卫生服务本质属性或性质是一个基础和关键问题，牵涉到卫生保健体系建设大政方针与医药卫生体制改革的发展方向，是构建和谐医患关系和实现“健康中国2020”战略的基础。“性质”是哲学研究的基本范畴和主要议题，基本含义是指事物的“基本品性或本质属性”。如何科学、合理地确定事物和现象的性质，这是人类认知世界、改造世界和建构世界的前提条件。在现代社会生活与社会福利制度建设过程中，确定医疗卫生服务体系的性质是一个核心议题。因为医疗卫生服务性质反映了卫生服务的价值观、价值目标和政策目标，反映了“内在制度”[28]，决定了卫生服务体系背后的“理论基础”和基本原则，决定了医疗卫生服务的适用范围和服务对象，决定了医疗卫生服务范围内容与优先领域，决定了医疗卫生机构的结构功能的地位、作用和角色，决定了医务人员和其他人员的专业使命，决定了谁是健康照顾责任主体、筹资主体和服务提供主体，决定了卫生资源来自何处以及用于何方，决定了医疗卫生的服务效果和服务质量，决定了医疗卫生服务的社会影响、社会地位和功能作用。更为重要的是，医疗卫生服务性质决定了所有从业人员的专业价值观、态度、行为和理论视角，决定了卫生保健体系总体制度安排和卫生政策模式，决定了医疗卫生机构内所有从业人员的行为模式和行业文化，决定了医务人员与患者、家属的社会互动关系模式、社会互动关系的质量。简言之，医疗卫生服务的性质决定了医疗卫生服务的所有方面和整个制度安排，是重中之重。这意味着医疗卫生服务的性质是观察、理解和解释医患关系结构性紧张状态最主要和最关键的因素。

现代医疗卫生服务体系的本质属性是“去商品化”，这既是医疗卫生事业发展的客观规律之一，也是世界各国现代卫生保健体系制度安排的国际通则，也是世界各国现代医疗卫生服务体系建设的历史经验和教训，是人类现代文明和制度建设智慧的结晶。第一，医疗卫生事业的福利性质是社会主义的内在要求和固有属性，是社会主义制度优越性的具体体现，是世界社会主义国家医疗卫生服务制度安排“国际惯例”。其中俄罗斯是典型例证[29]。社会主义的本质是集体主义文化，精髓是为人民服务，关键是国家承担最主要的社会福利责任。第二，目前当代世界所有的资本主义国家都采取“福利国家”体制，医疗卫生服务是福利国家制度最基础和最重要的组成部分。世界上所有的发达国家，包括自由资本主义色彩最为浓厚的美国，医疗卫生服务都是“福利”性质，只不过美国在医疗保险服务提供方式上是利用市场化机制[30]。第三，西方国家的哲学家及理论家、知识分子对医疗卫生服务的福利属性，对于身心健康需要是人类普世性与客观性需要的理论界定，对于健康是公民的基本权利和义务，对于国家在现代健康照顾责任划分中承担主体责任，对于疾病本质是现代社会独有的社会问题，而非个人麻烦和个人倒霉，对于疾病与贫困的关系，疾病对社会秩序、生活质量和健康福祉，尤其是对幸福美好生活和社会质量的广泛、深远影响等基础理论政策议题均有多种理论[31]。第四，无论是西方还是东方，医疗卫生服务福利性质具有悠久的历史传统和历史经验。众所周知，西方的基督宗教中慈善、公益、社会救助、贫困救助和宗教服务的重要内容是免费和福利性质的医疗卫生服务，体现了基督教博爱、给予文化、利他、帮助、关爱及人道价值观[32]。改革开放以前，中国的医疗卫生服务也是典型的“国家福利与社会福利”性质，医患关系较为和谐。从历史角度看，世界各国普遍将医疗卫生定性为福利性质，为国民提供免费或低偿服务[33]。第五，鉴于疾病的本质是社会问题，需要运用现代医疗服务体系加以应对，以解决疾病及其带来的其他一系列社会问题，包括运用社会保险体系防范社会风险和疾病，化解社会危机，尤其是个性化和专业化的医疗卫生服务最需要高度的社会信任和利他的专业精神，容不得商业和谋利动机，现代社会根本不允许在经济市场中公开“出卖”医师以专业价值观为基础的专业服务。医师应为陌生患者提供专业化和个性化服务，改善患者的健康福祉和生活质量状况[34]。简言之，需要高度信任、利他、帮助、关爱及去商品化的医疗卫生服务根本属性是“福利”。最重要的是，《中华人民共和国宪法》规定，医疗卫生服务的性质是“事业”，而非“产业”。“事业”就是非营利和去商品化的福利性质，说明医疗卫生服务的福利性质是《中华人民共和国宪法》规定的。1954 年首部《中华人民共和国宪法》明确规定：“中华人民共和国劳动者在年老、疾病或丧失劳动能力的时候，有获得物质帮助的权利。国家举办社会保险、社会救济和群众卫生事业，并且逐步扩大这些措施，以保证劳动者享有这些权利。”2004 年第四次部分修订的《中华人民共和国宪法》第二十一条再次明确规定：“国家发展医疗卫生事业，发展现代医药和我国传统医药；鼓励和支持农村集体经济组织、国家企事业和街道组织举办各种医疗卫生设施，开展群众性的卫生活动，保护人民健康。”[35]在依法治国、法治国家建设和全面推进依法治国的背景下，根据中共中央关于全面推进依法治国若干重大问题的决定，按照“坚决维护宪法法律权威，完善以宪法为核心的中国特色社会主义法律体系，加强宪法实施。宪法是党和人民意志的集中体现，是通过科学民主程序形成的根本法。坚持依法治国首先要坚持依宪法治国，坚持依法执政首先要坚持依宪法执政”[36]。这意味着有意、无意或实际上改变医疗卫生服务事业性质的行为将是“违反宪法”的严重问题。第七，1986 年国民经济与社会发展第七个五年计划首次明确规定，“社会保险”是“社会保障制度”的重要组成部分，全民性医疗保险是社会保险的重要组成部分，社会保障制度是现代“社会福利制度”的基础组成部分，因此，中国社会保险与社会保障制度规定了卫生服务福利性质。1949 年以来，我国政府逐步建立了工伤、失业、生育、养老和医疗五种社会保险和职工福利体系，对人民当家作主、经济发展、改善生活、社会稳定和社会主义制度发挥了重要作用[37]。改革开放以来，中国政府一方面逐步完善传统工伤、失业、生育、养老和社会医疗保险体系，同时改革了公费医疗体系，并根据经济社会发展的紧迫需要和客观现实，先后建立了农村合作医疗体系、城镇居民基本医疗保险体系和城乡医疗救助体系，并基本建立了覆盖全民的医疗保险体系。换言之，中国医疗保险和医疗卫生服务始终是从社会保障与福利制度角度来定性的[38]。第八，按照中央两个百年目标，2021 年要全面建成小康社会。小康社会的实质就是中国版福利社会，身心健康既是小康的重要组成部分，也是小康的物质前提和社会条件。这意味着身心健康既是健康福祉的重要内容，也是幸福美好生活和中华民族伟大复兴的社会前提，福利性质清晰。第九，改革开放 30 年来，中国医药卫生体制改革尤其是市场化筹资带来了惨痛的历史教训，恰恰从反面再次验证了医疗卫生服务的本质是“利他和去商品化”的福利性质，而非营利商业服务。

改革开放以来，中国政府对医疗卫生服务性质认知出现了严重的偏差、政策和理论失误，医疗卫生服务性质由一元的福利事业转变为二元的福利与公益事业，医改陷入体制性困境。1954 年的《中华人民共和国宪法》首次确定了医疗卫生服务的“事业”性质和公民权利，为医疗卫生事业奠定了基础。1956 年财政部与原卫生部共同组织全国卫生系统财务检查工作，针对当时普遍突出的“医疗收费高”和“看病贵”问题，财政部门“认为医疗卫生事业是人民的福利事业，应当为社会主义建设服务，为人民的健康服务，医疗收费标准应当予以降低”，以确保卫生事业的健康发展[39]。改革开放以来，伴随经济体制改革不断深化和商品经济大潮的兴起，医院经济管理和承包改革、提高收费标准和卫生经济学思想应运而生，医疗卫生机构的营利动机和商业色彩日趋增强。在经济改革的宏观背景下，医疗卫生服务性质首当其冲地成为理论政策争论的热点和核心议题。当时出现了三种代表性观点，一是一元的福利性，二是二元的福利与公益性，三是多重属性[40]。1991 年，时任国务委员的李铁映为全国近乎白热化的卫生服务性质争论基本定调，并成为 1997 年中共中央、国务院关于卫生改革与发展决定的意见：“我国卫生事业是政府实行一定福利政策的社会公益事业”，实际上采纳福利与公益的二元属性，淡化福利的性质[41]。众所周知，任何事物和社会现象的本质属性通常只有一个，如为二元性质，则说明尚未抓住事物的本质。更为重要的是，一方面，福利概念是一个大概念，公益是较低层次的福利，公益概念包括在福利概念之中；另一方面，公益事业与福利事业在价值理念、理论基础、责任主体和资金来源等诸多方面存在着本质差别，反映了不同的制度安排和政策模式，精髓是反映政府不同的职责定位[42]。

四、卫生财政学视角与国家健康照顾责任承担

现代卫生保健体系与医药卫生体制改革正确的理论基础是卫生财政学与社会福利理论。卫生财政学是研究卫生筹资、预算、支付、监管、绩效评估和国家健康照顾责任财政学分支，其理论灵感直接来源于中国医药卫生体制改革结构困境，尤其是医患关系日趋紧张的客观现实。这是中国人民对人类文明现代健康福祉理论体系建设的又一重大贡献，是典型的中国智慧和智造，具有十分重要的理论、政策、专业学科建设、制度建设、医药卫生体制改革和全球性意义。2008 年，针对中国社会特有和愈演愈烈的暴力伤医、杀医现象，北京大学刘继同教授首次明确提出了中文的“卫生财政学”概念，全面界定了卫生财政学概念的内涵、外延及最主要的构成要素。将卫生财政学简要地划分成卫生财政学的医疗财政学、公共卫生财政学和最为宏观的卫生保健财政学三

大领域，详细阐述了卫生财政学在现代卫生保健体系建设，尤其是当代中国医药卫生体制改革实践中所处的基础性、战略性和决定性地位和深远的社会作用，简要概括和总结了卫生财政学的基本特征，指明卫生财政学学科建设与深化医药卫生体制改革，尤其是构建和谐医患关系的内在联系[43]。换言之，卫生财政学与卫生经济学的视角截然不同。卫生财政学主要关注的问题是：疾病的性质是什么？如何科学、合理地划分健康照顾社会责任？为什么现代国家需要承担健康照顾的主体责任？国家应该承担什么样、什么范围和什么程度的健康照顾责任？国家如何承担健康照顾的主体责任？这些学科专业和理论政策议题，为医药卫生体制改革和现代卫生保健体系建设奠定了理论基础。简言之，卫生财政学理论的提出具有历史性、革命性和全球性意义，社会影响广泛、深远而多样。

卫生财政学与卫生经济学理论具有本质的区别，这两种不同的理论将对卫生保健体系建设质量和医药卫生体制改革效果，尤其是构建和谐医患关系和增进全民健康福祉具有决定性的影响。众所周知，“卫生经济学”是20世纪80年代由美国引入的，并迅速成为卫生界关注的热门学科[44]。更为重要的是，长期以来，美国式思维的卫生经济学逐渐成为中国医改的指导思想和理论基础。疾病的分布性质蜕变为个人麻烦和个人倒霉，国家卫生财政预算资金急剧减少，医院筹资主要采取市场化筹资模式，医患之间应有的国家专业代理人社会关系迅速蜕变为一种民事“商业关系”，直接导致医患之间日趋严重的经济利益冲突，最后升级演变为日趋增多的暴力伤医及杀医事件，许多人甚至为暴力伤医及杀医事件拍手称快，医护人员成为错误政策的牺牲品和受害者。从理论角度看，卫生财政学与卫生经济学之间存在诸多截然不同的本质差别，反映了迥然不同和针锋相对的价值理念、价值目标、政策目标、理论基础、理论视角、基本原则、国家角色、卫生筹资渠道、资金性质、市场地位、个人责任、地位作用和影响，理论视角截然相反[45]。最为重要的是，以卫生经济学理论为基础和指导的医药卫生体制改革目标是市场和个人责任，追求的价值目标是经济效率，卫生服务对象是普通“消费者和顾客”。相反，卫生财政学视角的医药卫生体制改革目标是国家政府和国家责任，追求的价值目标是健康公平和社会公平。不难想象，以卫生经济学为基础和市场化筹资为主的医改结果必然导致日趋增多的暴力伤医及杀医事件。相反，只有以卫生财政学为基础和国家承担健康照顾筹资责任医改才能构建和谐的医患关系。

卫生财政学关注的主要议题是国家健康照顾责任的划分与承担，中国医药卫生体制改革实质上是建立健全中国特色卫生财政体制与筹资机制，关键是彻底扭转医院的市场化筹资模式，科学划分国家、社会、市场及个人健康照顾责任，构建和谐的医患关系，提高全民健康福祉[46]。鉴于卫生财政学的研究对象和分析主体是国家和政府，所以卫生财政制度成为整个中国特色公共财政制度框架重要的组成部分，充分体现了国家在健康照顾体系中的责任承担和责任主体地位。按照卫生财政学的基本理论，疾病是一种典型的社会问题，预防和治疗疾病单靠个人的力量是无法实现的，亟须现代国家和社会的全面介入，目的是通过国家化与社会化机制预防和治疗疾病。简言之，实质上卫生财政是国家承担健康照顾主体责任。财政，而非市场，才是卫生筹资的主渠道[47]。

卫生财政学的基本理论观点、主要理论假设和研究问题反映了卫生服务福利的本质属性，说明国家对健康照顾责任的主体承担，成为深化医药卫生体制改革，防范和化解医疗健康风险，构建和谐医患关系中最具说服力和解释力的理论，为中国现代卫生保健体系建设指明了方向。如前所述，文献综述表明，目前对医患关系紧张、暴力伤医及杀医事件主要原因解释的理论和假设多样。但这些理论假说最大的问题是没有抓住导致医患关系紧张最主要、最基础和最具决定性的影响因素。相反，假如从卫生服务本质属性出发，聚焦健康照顾责任的划分，以卫生财政理论为基础，而不是以市场化筹资为方向原则的卫生经济学视角，最后自然会得到和谐的医患关系的改革结局，理论视角与医改结果之间内在必然联系和逻辑关系清晰[48]。简言之，医疗卫生服务福利性质和卫生财政学理论视角是最具说服力与解释力的理论创新（图 1）。

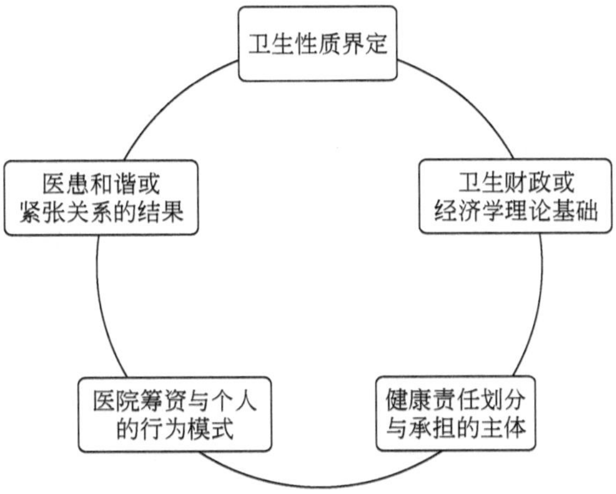

图 1　医疗卫生服务性质、理论基础与医患关系质量因果关系示意图

如前所述，对于改革开放以来暴力伤医及杀医问题，应聚焦于中国医疗卫生事业尽快回归一元化和去商品化“福利”属性，而不是目前“福利与公益事业”混合的二元属性，需要增强国家健康照顾责任主体的政治承担，彻底扭转当前健康照顾责任承担中的结构失衡状况，努力增加卫生财政性质资金投入力度，进而推动中国政府社会福利责任和健康照顾的理论范式由“卫生经济学、工业主义”范式，向“卫生财政学、公民权利”范式的战略转型，政府责任承担是现代社会福利制度创新和转型的核心议题[49]。世界各国现代医疗卫生服务体系的发展，尤其是反贫困、医疗救助和社会服务的历史经验证明，身心疾病、身心痛苦与健康风险是最危险的社会风险，最容易引发社会动荡和社会冲突矛盾。有鉴于此，投资健康既是现代社会福利制度发展的客观要求，又是最明智、最具有远见的战略投资[50]。简言之，卫生财政学和中国医患关系紧张的现实困境均要求我们重新回归一元化的福利性质。

五、现代卫生财政制度建设与医疗保险基金预算

中国特色现代卫生财政制度框架建设是健康福祉社会建设的制度前提，是政府职能转变和现代公共财政制度框架建设的重中之重和优先领域。20 世纪 90 年代以来，财政系统明确提出了建立中国特色公共财政制度框架的战略目标和国家任务。按照公共经济学和现代财政学理论，公共产品可以划分为标准的公共产品和“准公共产品”，环境保护、国防、外交及国家行政管理等是典型的公共服务，医疗卫生、教育、住房、社会保险、社会救助和福利服务等则是“准公共产品”，获得这些服务需要一定的公民权利资格限制。与此相关，纯粹公共产品资金来源是纯粹的公共财政，准公共产品的资金来源是准公共财政，即社会公共福利财政。虽然国家是社会服务的责任主体，但社会、市场和个人承担筹资责任[51]。比较而言，改革开放以来，中国教育体系和教育财政体制的发展取得了世人瞩目的辉煌成就，教育财政观念深入人心，教育财政理论研究兴旺发达，现代教育财政制度建设有目共睹[52]。相反，卫生财政在准公共财政制度框架建设中处于最滞后的状态，卫生财政学理念无人问津。卫生财政学观念、理论主张、思维模式、经验研究

和政策法规研究尚未成为卫生系统的主流，因此，中国特色的现代卫生财政制度框架建设是实现中国梦和“健康中国 2020”战略的制度前提。

现阶段中国卫生财政研究的战略重点不是单纯和一味地增加政府的卫生财政预算资金，而是完善全国医疗保险基金预算体制和编制方法，改革全国社会保障基金理事会治理结构，取消传统的社会保险费征缴，增设社会保障税收，将目前封闭独立运行的工伤、生育、失业、养老和医疗五种社会保险基金合并为养老保险和医疗保险，提高保险基金的抗风险能力，建立独立、第三方、全国性和所有医疗服务利益相关方组成的医疗保险基金管理监督委员会，充分利用中国人口众多和人口基数庞大的人口大国优势，充分发挥社会保险和社会医疗保险基金应有的职责功能，遵循现代医疗保险基金的性质和目标，尤其是医疗保险体系发展规律，将基金收支预算与医疗保险费用结算有机结合，将宏观刚性预算与微观弹性决算有机结合，扭转统筹基金挤占个人账户的结构性不平衡，以及基金双结余而医患矛盾较为突出的被动局面，在控制医疗保险基金支出总量的同时对医院医疗服务更合理地补偿，从而使患者对医疗保险更为满意[53]。同时推动医疗机构市场化筹资模式逐步转变为以社会医疗保险基金支付和补偿为主的模式，在国家财政预算资金保障医疗卫生机构基本建设预算资金的前提下，医疗卫生机构医务人员的工资由目前主要是市场化筹资，转变为以医疗保险基金支付和补偿为主，从而彻底切断医务人员的专业服务收入与患者付费之间直接的经济联系。医师的临床治疗服务收入与患者之间没有直接的经济联系，医师的收入来源主要是由独立、第三方和全国性医疗保险基金来支付。这样，医患之间没有经济关系，医师考虑的是什么样的治疗方案最能够使患者的健康福祉最大化，患者对待医护人员的态度和看法也会随之发生根本性的变化，医护人员看病治疗不是“为了挣钱”。医患双方真正成为同一战壕的战友，医患之间相互理解、共同合作、相互信任、相互配合，和谐的医患关系自然会应运而生，医患双方的身心健康状况、生活质量和健康福祉均会提高[54]。

中央两个百年发展目标和 2021 年全面建成小康社会战略目标，实际上描绘了中国特色卫生财政制度框架建设的路线图和时间表，指明了卫生财政学和医药卫生体制改革的发展方向。总体来说，2021 年初步建立中国特色现代卫生财政制度框架的基本轮廓，2021－2030 年建立单一支付体系的医疗保险基金预算体系，2030－2040 年建立和完善新型社会保障基金理事会，2040－2049 年建立健全中国特色现代卫生财政、公共福利财政和总体性公共财政制度框架，为 2049 年全面建成现代、文明、富裕、民主和福祉的中国奠定现代公共财政制度性基础。中外历史经验证明，现代公共财政制度建设是现代国家职能角色转变和政治文明建设的关键。简而言之，中国特色现代卫生财政制度建设的基本路径与战略重点是全国医疗保险基金预算体系。

六、简要讨论与基本结论

中国的医药卫生体制改革所处的环境是世界上最为错综复杂的环境，面临的挑战和问题也是最为严峻的，凸显了发展中国家的“后发效应”，反映了现代政治文明建设高期待与滞后现实之间的巨大差距。中国医改结构性困境和暴力伤医杀医现象是最典型的例证，凸显了中国社会发展模式的独特之处。总体来说，中国紧张的医患关系是一种历史现象，反映了现代卫生保健体系建设走过的曲折之路。更为重要的是，在中国，紧张的医患关系是全面性、结构性和系统性的，医患之间相互猜疑、互不信任和利益冲突表面上是个案性和局部性的，实际上却是系统性和深层次的，已形成了一套有害的社会心理模式。最为重要的是，医患关系紧张冲突已由一般的“社会问题”演变及蜕化为严峻的“政治性问题”，直接关系到国家责任承担和国家形象塑造，以及广大国民对国家的归属感、认同感和民族自豪感。表面上看，暴力伤医和杀医的受害者是医患双方，实际上最大的输家是国家和政府，因为医患冲突造成的社会危害是深远和致命性的。令人忧虑的是，尽管中国的医患关系紧张状况已创造了世界之最，但对其成因的研究却极为滞后，对卫生服务福利性质、健康照顾国家主体责任和社会福利制度等“现代制度常识”知之甚少，对卫生政策是社会政策与福利制度框架重要部分的“国际通则和国际惯例”视而不见[55]，凸显了卫生系统亟须主体自觉、理论自觉和宏观战略思考，亟须福利理论研究和思想观念更新。

人类的哲学思考、思想理论实践研究和中国医药卫生体制改革的历史经验教训再次证明，社会事物和社会现象的本质属性和性质界定是最为重要的，反映了人类对事物和现象的本质、客观规律和特点的认识状况，反映了人类的价值理念、价值目标、主体自觉、理论自觉和思想认识高度。现代制度建设历史经验说明，性质决定价值观和政策目标，决定整个制度安排与政策导向，决定资源分配模式，决定人们的行为模式和社会互动关系，决定制度安排效果和社会后果。现代医疗卫生服务“去商品化和非营利”的福利性质根源于“国际惯例”，是社会主义制度的题中之意和固有属性，是“福利国家与福利社会”最重要的组成部分，是健康福利理论的核心，是世界各国与中国社会的历史传统，是现代社会解决疾病以及疾病带来的社会问题的最佳制度安排，是《中华人民共和国宪法》的规定，是社会保障与社会福利的制度基础和主要组成部分，是 2021 年全面建成小康社会，即中国版福利国家与福利社会的主体部分，是改革开放以来市场化筹资和医患关系紧张惨痛历史经验教训的最佳案例。这些经验教训从反面验证了为何卫生服务一定是福利性的。最为重要的是，暴力伤医及杀医现实说明，福利性与公益性并存的二元定性存在重大的理论缺陷。事物的本质属性只有一个，中国医改的当务之急和发展方向是理论革命，重新回归一元的福利性。中国医改最重要的历史经验教训是，制度建设的价值观、政策目标和理论基础是最重要的，正确的价值观、政策目标和理论基础是现代制度建设、制度建设质量和社会效果的制度前提。反之，不正确的价值观、政策目标和理论基础不仅不能解决问题，还会制造出更多的社会问题。

现代医疗卫生服务福利性质既是社会发展历史经验和人类理论的思想智慧，也是现代社会福利制度建设“常识”和全社会的“全球共识”，更是世界各国福利社会建设“国际惯例”，实质上是国家需要在现代高风险社会生活中承担健康照顾主体责任。身心健康是公民的社会权利，国家主体的责任主要体现为在卫生筹资中承担主体责任。中国医药卫生体制改革的实质是建立、健全中国特色卫生财政制度和更宏大的社会福利财政制度，将国家健康照顾主体责任转变落实为国家健康照顾筹资主体责任，用制度方法解决疾病问题。在中国健康福利一体化程度日益加深，尤其是在医患关系紧张状况亟待思想理论革命和制度革命的宏观背景下，现代卫生财政制度建设的战略重点是优化和完善全国医疗保险基金预算体系。只有以卫生财政学理论为基础的医改才能实现“健康中国 2020”战略。健康理论塑造了健康制度。

[注：本文系作者主持北京大学医学人文研究院“医患和谐指数探索研究”课题的终期成果，以及国家社会科学基金重点项目（15ASH008）“中国特色现代社会福利体系建构研究”的阶段性成果，特此说明与致谢。笔者尤其感谢北京大学卫生政策与管理系李睿老师在本文写作过程中提供了宝贵资料，感谢北京大学医学人文研究院张大庆教授和王一方教授提供的宝贵学术机会，感谢南开大学经济学院财政学系马蔡琛教授的专业建议。]

参考文献

[1] 姜峰，王明峰，王君平．暴力，让医师很受伤．北京：人民日版，2015-07-17：第2版．

[2] 赵文松．香港如何维持良好的医患关系．北京：人民日报，2014-11-20：第5版．

[3] 健康中国2020战略研究报告编委会：健康中国2020战略研究报告．北京：人民卫生出版社，2012.

[4] 印石．医患关系紧张程度及其原因——二论医患关系．卫生经济研究，2003，2：14-16.

[5] 赵明杰．医疗费用过高是医患关系紧张的重要原因．医学与哲学，2005，2：1.

[6] 李博，牛坤，刘奇．导致当前医患关系紧张的“五位一体”模式．医学与社会，2006，9：27-29.

[7] 王娅妮．一道题难倒众多医师，事不难心“难”：医患关系紧张，一个重要原因就是一些大夫没有发自内心关爱患者，缺乏与患者沟通的能力．北京：新华每日电讯，2007-03-10.

[8] 何军，夏保京，李晓庆．医患文化冲突分析——对医患关系紧张的新审视．医学与哲学（人文社会医学版），2008，10：36-37.

[9] 柏宁，岳长红，李中华．导致医患关系紧张的医方非技术因素分析．中国医学伦理学，2009，1：47-48.

[10] 张华，肖思．医患关系紧张的成因分析．现代商贸工业，2009，1：329-330.

[11] 张建，王晓安，王晓燕，等．北京市公立医院医患关系紧张的原因分析．中国医院，2009，11：23-26.

[12] 杨红娟．转型时期的医患关系：紧张与协调——兼论医疗社工的作用．陕西省委宣传部、陕西省社会科学界联合会．道路、创新、发展——陕西省社会科学界第三届（2009）学术年会暨陕西省社会学会2009年学术年会社会保障与就业论坛论文集．陕西省委宣传部、陕西省社会科学界联合会，2009：8.

[13] 林丽，赵江波．医患关系紧张的原因分析与法律对策．河南师范大学学报（哲学社会科学版），2010，5：138-140.

[14] 谢华．两种行动逻辑的冲突：对医患关系紧张的一种社会学反思．医学与哲学（人文社会医学版），2011，4：30-31.

[15] 林江．医患关系紧张的财税因素分析——东莞完全有条件在全省乃至全国率先建立或引进类似美国的健康维护组织之类的第三方医疗保险机构，从制度、机制上重构良好、互信的医患关系．东莞：东莞日报，2011-10-31：第3版．

[16] 刘雪莹．提高医患双方的道德素养是改善医患关系紧张的治本良方．大家，2012，1：20.

[17] 高建民，张文亚．医患关系紧张的风险分析和对策．中国医药指南，2012，30：12.

[18] 姚景贤．论医患关系紧张之政府责任与解决对策．赤峰学院学报（自然科学版），2012，24：97-99.

[19] 蒋广根．医患双方对医患关系紧张因素的认知差异．医学与哲学（A），2012，11：39-41.

[20] 赵丽，陈晓彤，刘爽，等．我国医患关系紧张现状及深层原因剖析．现代医院管理，2013，1：72-74.

[21] 王静，任佳康，张国文．医患关系紧张的思考和对策．中国医药导报，2013，36：162-165.

[22] 刘涵．医患关系紧张的心理成因探究——以急诊患者家属为例．医学与哲学（B），2013，1：65-66，72.

[23] 孙喜保．“医卫行业不能去争取利益最大化”——针对医患关系紧张的现状，代表委员纷纷疾呼，建议国家加大投入，推进医疗资源均衡配置．工人日报，2013-3-17：第5版．

[24] 王胜．神医文化的影响不可低估——医患纠纷特别是“医闹”的出现，是社会多重因素作用的结果，不同程度存在于中国人思维中的神医文化因素，在一定意义上正是加剧医患关系紧张的文化基础．东莞：东莞日报，2013-07-29：第2版．

[25] 张文娟，郝艳华，吴群红，等．我国医患关系紧张的原因及对策．医学与社会，2014，4：44-46.

[26] 陈竺．医患双方是利益共同体．北京：人民日报，2009-12-10：第3版．

[27] 陈竺．怎样认识和有效构建和谐医患关系．北京：人民日报，2014-7-14：第6版．

[28] ［德］迈柯武刚著．史漫飞，韩朝华译．制度经济学：社会秩序与公共政策．北京：商务印书馆，2002.

[29] 王星，葛梦磊．在市场化与福利化之间——俄罗斯免费医疗体制反思及其启示．学术研究，2014，6：48-54.

[30] Roemer MI. National health systems of the world. Volume one：The countries. Oxford：Oxford University Press，1991.

[31] [英] 莱恩·多亚尔，伊思·高天译著．汪淳波，张宝莹译．人的需要理论．北京：商务印书馆，2008.
[32] Hanawalt，EA，Lindberg C. (eds.) Through the eye of a needle Judeo-Christian roots of social welfare. Kirksville：The Thomas Jefferson University Press，1994.
[33] [日] 田多英范著．吕雪静，郭晓宏，张京谭译．现代日本社会保障论．2 版．北京：首都经济贸易大学出版社，2014.
[34] [美] 亨利·M·罗伯特著．王宏昌译．信任社会．北京：商务印书馆，2012.
[35] 法律出版社法规中心编．中华人民共和国宪法注释本．北京：法律出版社，2006.
[36] 中共中央．中共中央关于全面推进依法治国若干重大问题的决定．北京：人民出版社，2014.
[37] 严忠勤主编．当代中国的职工工资福利和社会保险．北京：中国社会科学出版社，1987.
[38] 李睿，宋森．有关我国卫生事业性质的文献资料摘编．中国卫生经济，1991，11：15-19.
[39] 胡立教．全国卫生系统财务检查工作总结．财政，1956，1：25.
[40] 宋森．关于我国卫生事业性质问题研讨的综述．中国卫生经济，1991，6：33-36.
[41] 卫生部政策法规司编．中华人民共和国卫生法规汇编（1995—1997）．北京：法律出版社，1998.
[42] 刘继同，郭岩．卫生事业公益性与福利性定性的本质区别是什么．中国医院管理，2007，8：4-8.
[43] 刘继同．卫生财政学概念的涵义、范围领域、基本特征与地位作用．中国卫生经济，2008，1：5-7.
[44] 魏颖，杜乐勋主编．卫生经济学与卫生经济管理．北京：人民卫生出版社，1998.
[45] 刘继同．“卫生财政学”与“卫生经济学”的本质区别．卫生经济研究，2010，8：15-16.
[46] 刘继同．“中国特色”卫生财政制度框架建设与医药卫生体制改革的本质．卫生经济研究，2010，8：1.
[47] 刘继同．中国特色卫生财政制度框架与国家健康照顾责任主体．医学与社会，2011，8：4-5.
[48] 刘继同．“中国特色”卫生财政制度框架建设与医院筹资模式战略转型．卫生经济研究，2010，8：17-18.
[49] 彭华民．中国政府社会福利责任：理论范式演变与制度转型创新．天津社会科学，2012，6：77-83.
[50] Swaan A. De. In care of the state：Health care，education and welfare in Europe and the USA in the modern era. Oxford：Polity Press，1988.
[51] 中华人民共和国财政部（编著）．公共财政与百姓生活．北京：中国财政经济出版社，2007.
[52] 杨会良．当代中国教育财政发展史．北京：人民出版社，2006.
[53] 林枫，钱小山．医疗保险基金的预算管理．中国卫生资源，2005，4：175-176.
[54] 刘继同．中国社会保险基金预算制度框架建设与构建和谐医患关系．西安：社会科学评论，2010 合辑．
[55] 刘继同．中国特色“社会政策框架”与“社会立法”时代的来临．社会科学研究，2011，2：105-110.

健康中国与社工支持系统的建设及完善
——医务社工实践的上海经验

邬惊雷

“健康中国”是一项系统的社会动员工程，必须建立在完善的社会支持系统的基础上。医务社工模式是国际通行的医疗服务辅助支持系统，对于医疗服务的精细化和人文化，尤其是在老龄社会针对慢性病患者的长期照顾及终末期生命关怀的全面拓展具有转型意义。同时，医务社工模式也是新医改破解医患关系恶质化难题、改善患者就医体验的有效途径[1]。

2009 年 4 月国家发布的新医改方案明确提出，需要开展医务社会工作，增进医患沟通。但我国对于如何开展医务社会工作尚属空白。根据国家医改的要求，原上海市卫生局从全面调研着手，对本市开展医务社会工作的政策环境、社会条件和现状需求等进行了较为全面、深入的了解和分析，并综合比较了其他国家以及我国香港和台湾的实践经验，于 2012 年正式启动了这项工作。通过三年的试点推广，目前已取得了较为突出的成效，得到了国家相关部委和市委市府领导的高度肯定，并获得了港台医务社工界的赞赏。

实践证明，当前医疗卫生体制改革已经进入深水区，涉及利益调整的难点问题逐渐凸显出来，并造成医患关系紧张、诚信缺失、心理失衡以及群体性事件等社会问题。在这种现实情况下，医务社会工作者作为专业的社会工作者，可以充分发挥自身系统化、多样化、个性化解决群体问题和个体问题的专业能力，通过及时提供经济资助、法律援助、心理疏导及人文关怀等专业服务，增强医疗管理与服务的亲和力和实效性，有助于在基层就化解掉患者遇到的各种问题，在问题处于萌芽状态时就将其解决。作为医师的助手、护士的伙伴、患者与家属的朋友、家庭的保护人、社区的组织者以及其他专业技术人员的合作者，医务社会工作者能站在客观、公正的第三方立场，为医院、医师和患者搭建沟通平台，起到润滑剂的作用，协助政府解决社会问题，维护社会稳定，增进社会和谐。

一、医务社工建设的工作思路与实际举措

1. 加强政策的顶层设计，制定医务社会工作人才队伍建设的一系列规范性文件，促进医务社工制度的有序落实

根据 2011 年中共中央组织部及中共政法委员会等十八部委联合印发的《关于加强社会工作专业人才队伍建设的意见》和原上海市卫生局印发的《关于推进本市社会工作人才队伍建设的意见》的精神，结合前期调研实践，原上海市卫生局、市民政局、市教委及市人社局于 2012 年联合下发了《关于印发〈关于推进医务社会工作人才队伍建设的实施意见（试行）〉的通知》（简称《通知》），明确了本市建设医务社工人才队伍的指导思想、基本原则、工作目标、工作任务和推进

邬惊雷，上海市卫生和计划生育委员会。

的具体措施，强调了政府的主导性、工作的专业性和发展的阶段性。针对上海的工作起点较高，并且各方面支持和保障相对比较完善的实际情况，《通知》对医务社工的岗位设置、人员配置、工作职责和培养模式都给予了明确的规定。《通知》还提出，到 2015 年，本市综合性医院以及儿科、精神科、肿瘤科等专科医院设置医务社工岗位，全市在岗医务社工的总量力求达到 400～500 名，医务社工持证上岗率达 100%。

2012 年，上海医疗卫生系统在“质量万里行”和“等级医院评审”检查中首次将社会工作部的建立和开展社会工作纳入评价标准中，大大推动了社会工作在医疗卫生领域的发展。2013 年上海医疗卫生系统进一步细化了评分标准，与社会工作相关的分值增加了一倍。

2. 岗位培训和专业论坛并举，加大医务社工人才的培养力度，切实解决专业胜任力问题

结合区域分布、突出重点及先易后难的原则，上海市于 2012 年选取了 44 家医疗机构试点开展了医务社会工作。2013 年选择了 103 家。2014 年时增加到 152 家单位，试点覆盖全市 17 个区县，其中三级医院 35 家（三甲综合医院 13 家，三乙综合医院 5 家，三级专科医院 12 家，三级中医医院 4 家，军队医院 1 家），二级医院 77 家，社区卫生服务中心 40 家。试点单位均拟订了开展医务社工的实施方案，将开展医务社工纳入医院的常规工作，并配置符合资质的专职医务社工。

为了规范医务社工的工作要求，提高从业人员的业务能力，2012 年 7 月上海市举办了第一期医务社工培训班，有 85 名学员全程参加培训。2013 年该培训被纳入上海市紧缺人才项目培训，有 105 家医院的 265 名学员参加了培训。2014 年学员增至 302 名。考评合格者将获得“继续教育学分证书”及组织人社部门颁发的“紧缺人才证书”。2015 年，为了推进医务社会工作在社区卫生服务中心深入开展，举办了两期“社区卫生服务中心医务社会工作岗位培训班”。通过有针对性的培训，将医务社会工作的理念、理论和实务方法与社区卫生服务中心的需求有机地结合，帮助和训练学员在实际工作中运用社会工作的专业理念和实务技巧。

为了广泛搭建医务社会工作的交流平台，2013 年 12 月，上海市卫生和计划生育委员会（简称上海市卫计委）会同市民政局举办了“2013 上海医务社会工作论坛暨促进人文关怀，和谐医患关系”。相关政府部门领导、医务社工领域学者和专家及一线社工代表共 137 人参加了会议。7 家示范单位代表分享了优秀案例。2014 年 12 月 3 日，上海市卫计委会同市委组织部和市民政局举办了“2014 上海市医务社会工作发展高峰论坛暨双月论坛”。论坛主题为“和谐社会与社工多元角色之对话”。10 家试点单位的一线社工代表就医改热点和问题焦点，对和谐医患关系、人文关怀、健康促进、公平正义和临终关怀等议题从理论理念和实务方法等方面分享了优秀案例。复旦大学、华东理工大学和上海大学等的医务社工领域权威专家和学者对病列进行了专业点评。

3. 强化医务社会工作的专业性，加强行业管理和考核评估工作

医务社会工作是一项专业性较强的工作，需要综合运用社会工作的专业知识和方法，为有需要的个人、家庭和社区提供专业医务社会服务，帮助其舒缓、解决和预防医务社会问题，恢复和发展社会功能。工作内容大致有五个部分：患者增能、促进医患交流、搭建慈善平台、舒缓医务人员的压力以及参与治疗计划。因此，从本市医务社会工作启动之初，我们就特别注重政府和专业机构、部门对这项工作的管理和指导。具体措施有：①加强对医务社工试点工作的考核和评估。2012 年 8 月，结合原市卫生局开展的医院综合性督察项目，对部分试点单位进行了抽查并予以现场指导，以推动试点单位规范化地开展医务和社会工作。2012 年 12 月，我们组织了 44

家试点单位开展全面评估，针对存在的问题予以分类解决。2013 年和 2014 年，通过自评自查与实地评估相结合的方式，对试点单位开展了全面评估。根据各试点单位上报的自查情况，组织专家团对上交材料进行筛选和审查，并结合机构等级差别、区域分布及专科分布等特点，选择具有代表性的单位进行实地调研和评估。②通过科研带动实务和专业的发展。2014 年，经过多次与市民政局相关部门沟通协调，我们争取到了向市民政局申请局级课题立项。2015 年，复旦大学附属华东医院的课题“整合视角下医务社工介入老年慢性病康复模式的研究”也申请到了市民政局的局级课题。③开展医务社工标准化研究工作。在 3 年实践积累的基础上，2015 年本市正式启动医务社工行业标准制定工作，由医务社工领域的权威专家和学者联合开展相关课题研究，提出了本市医务社会工作的行业标准，以提升专业水平。

二、近年来取得的工作成效

经过 3 年的实践，上海市医务社会工作在社会认同度、人才队伍建设及工作模式等各方面取得了较好的成效。

1. 赢得了患者和社会的广泛支持

医务社会工作的开展有效地促进了医疗服务人文模式的开展，缓解了医患矛盾，促进了医患和谐。2014 年第三方组织开展的调查报告显示，认为医务社会工作能促进患者配合医护人员诊疗的占 75%，能缓解医患关系的占 50%以上。

2013 年 8 月，在市民政局下发的《上海市民政局关于确定上海市社会工作示范创建社区和创建单位的通知》中，明确上海交通大学医学院附属上海儿童医学中心、复旦大学附属华山医院、复旦大学附属儿科医院、上海市第六人民医院、上海市精神卫生中心、上海长征医院、上海市东方医院和上海市徐汇区中心医院为上海市社会工作示范创建单位。

2. 医务社会工作呈现专业化趋势

医务社会工作的专业化趋势表现为以下几个方面。①管理制度和工作机制的规范化。目前，本市绝大部分医务社工试点单位从志愿者服务活动不断探索，已逐步建立了合理、规范的医务社工、志愿者服务、学生实习社工及专业督导等管理制度，并明确了医务社工的具体岗位职责，完善了工作机制。部分医院已开始了精细化的管理路线。②工作方法和内容的专业化。社工运用社会工作的专业理念、知识和技能，提供医疗卫生领域的公共服务，协调各方关系，解决医疗卫生方面的社会问题。比如，他们进入病区，参与查房和病例讨论，通过主动发现及医护人员转介的方式确定服务对象；从心理和社会角度出发，采用专业的方法协助患者适应角色，促使患者恢复并增强其社会功能；探索各种具有可持续性、可行性强和效益显著的项目活动，争取社会资源的注入，为服务对象提供帮助，个别医院已形成可复制和可宣传的范本，并可在全市层面进行推广。③人才队伍建设的长效化。在原有医护人员经过培训成为社工为主体的基础上，还引入了有社会工作专业背景的本科和硕士人员。这两种不同专业背景的人员互补共存，为实务工作的运行和专业的发展创造了条件。同时，通过继续教育培训以及与高校合作建立实习基地等方式，积极培养和提升在职工作人员的专业素质，建立专业化的医务社工人才队伍。

3. 上海医务社会工作呈现本土化的特点

上海在逐步推进医务社会工作的建设过程中，逐步探索出了一条符合自身特色和发展趋势的本土化模式，即在个案、小组与社区工作的基础上，结合中国医疗改革大环境下诸多的社会需求，以及医院人员编制相对比较紧张的情况，由专业医务社工带领志愿者开展各项医务社会工作。他们通过搭建公益慈善平台，成立慈善救助基金，从而高效整合各种社会资源。医务社工人员还与医疗团队通力合作，为各类需要帮助的患者提供援助。通过这些方式，医务社会工作为公立医院树立了良好的公益性形象，并为调解医患纠纷以及促进医患关系和谐做出了较大贡献。另外，志愿者在社工的督导下开展项目化服务，作为医疗的补充力量为患者提供专业服务，并取得了良好的社会效果，拓宽了志愿者服务于患者的途径，为志愿者服务的发展注入了新的活力。

4. 医务社会工作呈现多样化的发展路径

各试点医疗机构医务社会工作各具特色。他们结合专科特长，或依靠单位的地理位置和人口分布等优势，或发挥单位本身的特点，使医务社会工作开展得丰富多样，极具单位特色。例如，复旦大学附属华山医院针对手术室患者开展的陪伴服务缓解了手术患者的心理焦虑；上海市精神卫生中心利用其专科特色开展的小组活动促进了患者回归社会；复旦大学附属肿瘤医院的上海市心理咨询志愿者团队为患者开展了各类肿瘤疾病的心理咨询；上海中医药大学附属龙华医院的“天使爱美丽”护士减压小组从员工层面入手，为员工提供心理支持，提升员工满意度；复旦大学附属儿科医院的“白血病患者”“牵手上海”“如新公司”“古美街道”“甜橙树”和“365 党员志愿者”六支志愿者服务队各有特色；上海市第六人民医院“糖人街”心理教育支持小组每周坚持开展活动，使糖尿病患者的血糖达标率明显提高；上海市浦东新区人民医院开展了四项不同类别的小组活动，包括医疗卫生教育小组、社会心理支持小组、患者家属自助小组和康乐性茶话会小组，并能积极地与社区对接进行患者的转介，为农民工体检以及宣教急救知识，有明显的社区特色；上海长征医院组织周边街道社区成立志愿者服务队，开展了 5400 人次的健康档案调查，并对特困患者实施救助服务；上海市虹口区精神卫生中心开展了“无家属照顾社工小组活动”，为住院患者重建自尊开展团体治疗、病耻感干预、“晚晴守护”临终关怀活动以及患者社交技能培训；上海市第十人民医院在志愿者管理方面建立了志愿者电子服务平台，对志愿者进行项目化管理，包括前提调研与项目计划、风险控制与时间管理等。

三、关于未来社会工作体系建设与发展的若干思考

针对目前医务社会工作实践过程中存在的模式相对单一、网络组织不够健全、专业化程度需进一步提升以及社区医务社工的发展相对薄弱等问题，上海市医务社工在“十三五”期间拟从多样化、网络化和专业性三个方面深化医务社会工作。

1. 推动多方合作，拓展医务社会工作发展的新模式

通过政府购买服务等形式，引入社工机构、非政府组织（Non-Government Organization，NGO）和社团组织等专业力量，弥补不足，并形成合力，从而为医务社会工作的持续稳定发展注入新鲜血液。同时，积极与相关基金会和企业加强合作，引入市场化运作机制，从而整合多方资源，推动医务社会工作迈上新的台阶。

2. 健全服务网络，提升医务社会工作的服务能效

在将来医务社会工作需要加强与市民政局的合作，拓展医务社会工作的服务空间，扩大服务内容，突破以往仅从个案、小组或社区工作单独介入的工作方法，从整合的视角入手，通过围绕患者的周围系统（自然支持系统和社会支持系统）进行全方位及多角度的介入，逐步从院内服务向院前—院内—院后延伸，提升服务水平。

3. 鼓励多样发展，提高医务社工的专业水平

医务社会工作可以针对服务对象的需求，引导二、三级医院和社区卫生服务中心不必拘泥于单一的服务形式，可结合自身单位的特点和实际工作情况，积极探索，开展形式多样的医务社会工作。将来还应进一步完善医务社会工作人才的培养和用人机制，加强入职培训，建立行业标准，从而推动医务社会工作的规范发展。

尽管我们在医务社工模式建立方面开展了积极的探索与众多的尝试，取得了不少有益的经验，但是还需要进一步扎实地推进这项工作，并克服许多体制上的短板。我们将一如既往，保持旺盛的探索精神，在上海市卫生计生的舞台上为实现健康中国的大目标、大战略寻找到更加适宜、匹配的社会支持系统。

公民健康：何种权利？谁的责任？

尹秀云

在当今时代，公民健康问题已经成为绝大多数国家的政治议题、学术界的核心论题及公民的热门话题。一方面，现代人比古代人更加健康：他们拥有更丰富的营养、更高超的医疗救助技术和更为系统的健康照料体系，因而寿命也更长。然而，现代人又面临着比古代人更复杂及更难解决的健康问题，比如不良的饮食结构和行为习惯、静态生活方式。另外，人们还在不断地制造着诸多不利于人自身生存的社会环境和自然环境。正如美国医学史学者波特（R. Porter）在《剑桥医学史》（*The Cambridge Illustrated History of Medicine*）开篇导言所说："人们从来没有像今天这样如此健康、长寿，医学的成就也从来没有像今天这样如此巨大。然而，具有讽刺意味的是，人们也从来没有像今天这样如此强烈地对医学产生疑惑和提出批评。"[1]实际上，这种争议和批评并不限于医学内部，它还波及对一系列与健康相关的社会理念和政治制度的非议，其中对健康权的批评和讨论从 20 世纪 70 年代以来就一直没有停止过。1977 年，洛克菲勒基金会（Rockefeller Foundation）主席诺尔斯（JH. Knowles）在美国医学与艺术学会主办的杂志《代达罗斯》（*Daedalus*）上发表了题为《个人的健康责任》的长文。该文明确指出"人们的健康决定于他们的行为、食物以及生存环境状况"，强调在现代医学和医疗制度不断发展的背景下，只有健康责任而且是个人的健康责任才是现代公民健康的出路。他声称，在现代人的健康问题上，"我们遇到的敌人就是我们自己"，并特别反对"健康权利"（right to health）的提法，认为"个人的健康权利或自由对他人来说就是税费枷锁。"[2]

作为以"促进全人类的安康"为宗旨，并一向以资助医学教育和医疗机构建设为名的洛克菲勒基金会的代表性人物，诺尔斯的这篇文章有特别的意义和效果。它几乎可以说是揭开了美国社会对健康责任和自由权利进行大讨论的序幕，同时对其他国家和社会的学者、管理人员和公众来说，也同样地提出了健康权利与健康责任问题的思考：公民健康权究竟是何种权利？维护公民健康又是究竟是谁的责任？

一、健康权概念的由来

公民健康权的概念不是从来就有的，也并非凭空产生的。第二次世界大战后，联合国及一系列国际性组织的建立开启了将基于人类利益角度的社会理念有意识地在世界范围内推广的先河，健康权的概念就是在这个时期应运而生的。1948 年，世界卫生组织（WHO）在《世界卫生组织宪章》（Constitution of the World Health Organization）的前言中不仅提出了一个全新的健康概

尹秀云，北京大学医学部医学人文研究院。

2004—2009 年，笔者曾将"健康责任"问题作为博士论文的选题，本文系在博士论文研究的基础上进行简化和修改而完成的。

念，即“健康是一种在身体上和精神上的完满状态，以及良好的适应力，而不仅仅是没有疾病和衰弱”，而且声明享有健康是公民应得的权利，“不分种族、宗教、政治信仰、经济和社会状况，享有最高的、可获得的健康标准是每个人的基本权利（fundamental rights）之一。”[3] WHO敦促签约国将其作为行动的指南和社会政策的目标。同年，联合国在《世界人权宣言》（*The Universal Declaration of Human Rights*）中再次强调了健康权利的概念，在宣言的第25条中写道：“人人有权享受为维持他本人和家属的健康和福利所需的生活水准，包括食物、衣着、住房、医疗和必要的社会服务；在遭到失业、疾病、残废、守寡、衰老或在其他不能控制的情况下丧失谋生能力时，有权享受保障。”其后一系列的国际公约，如《经济、社会和文化权利国际公约》（*International Covenant on Economic，Social and Cultural Rights*，ICESCR，1966）、《欧洲社会宪章》（*European Social Charter*，1961）和《欧洲人权公约》（*European Convention on Human Rights*，ECHR，1950）等均对维护公民健康作为基本人权进行了明示和强调，“健康权的定义……逐步得到澄清”[4]，越来越多的国家在其宪法中肯定了这项权利。《中华人民共和国宪法》第45条也明确写道：“中华人民共和国公民在年老、疾病或者丧失劳动能力的情况下，有从国家和社会获得物质帮助的权利。国家发展为公民享受这些权利所需要的社会保险、社会救济和医疗卫生事业。”[5]由此可见，在不同的社会制度和经济发展水平的国家中，公民享有基本健康权的理念越来越深入人们的观念和社会制度中，并在医疗卫生制度中得以不同程度的实现。

健康权概念的出现，使国家或社会逐步成为公民健康责任的承担者，越来越多的公共卫生政策研究者开始倾向于认同健康权是基本的人权，即人们在患病时，社会有责任为个体获得健康或健康服务从而过上健康的生活提供必要的基础保障。1973年，在美国召开的“健康与价值变化”的学术会议上，美国学者布鲁纳（LS. Brunner）就曾指出：今天的健康问题，已不仅被看作是一种基本的人权，而日渐成为一种“公众关心的事务”“国家优先考虑的事项”（national priority）和政治行动（political action）。与这种健康权价值观念相对的是，在传统社会里，维护健康是个人的私事。在更远久的社会，甚至将某个人所患的疾病看作是其德性缺失的报复，而非一种应得的权利和社会应当承担的义务。故而在古代社会中，无论是西方还是东方，由国家来承担的维护公民健康的做法不仅是零星的、有限的，而且是带有救济和恩惠的性质，并非责任和义务。但自英国工业革命以来，西方工业化发达地区的人口逐渐增多，贫民区也急剧扩大，贫民的生活境况使人道主义者为之震惊，卫生领域的学者更将之视为疾病的温床。一方面，单纯地救济贫困者的政策和思想并不能解决这些问题；另一方面，为了获得政治上的支持，以及获得更多健康的劳动者乃至在战时能够随时发挥作用的战士，一些国家开始在公民健康问题上承担起一定的责任。“德国以及其他政权强大的国家就试图改善人群的健康状况”[1]。从1880年开始，俾斯麦领导的普鲁士政府制定了保障工人健康的医疗保险和事故保险政策。“在法国，一些著名的医生提出的关注人们健康的思想，是法国1789年大革命的核心内容之一，并在19世纪成为政府的职责。”[1]在公民健康权利观念的形成过程中，医学界扮演了非常重要的角色，“19世纪末，由著名医学家发起的争取大众健康以及职业权利的运动，被巴斯德和科赫以及其他研究者们的研究成果所推动。……为穷人提供医疗服务的政策在不同国家中却经历了不同的历史过程……自那以后，为穷人提供的福利服务最终由政府直接提供，或至少由他们负责。”[1]因此，第二次世界大战后，当联合国或提出健康权的理念时，不过是顺应了社会发展的必然。

但随着健康权利观念的普及，也催生了维护公民健康在实践上的一些具体问题，首先就是健康权的具体实现标准是什么？1987年，阿斯顿（P. Alston）在起草《经济、社会和文化国际权利公约》时指出：“每一个权利必须有最低的标准，缺少这一标准就会妨碍缔约国义务的履行。”[4]显而易见，从实践来看，就公民健康权利的保障来说，发达国家和发展中国家的水平是完全不一样的，这难免会给人一种错觉，“由于部分可用于健康的资源被分配到其他用途上，这一‘权利’总是得不到充分的实现。这一点在所有国家——不论其经济体制如何，医疗组织形式如何，富裕程度如何——都是如此。……没有一个国家达到了它所能达到的最佳健康水平，也没有一个国家在防治疾病方面做到了它所能做到的一切。”[6]与这种没有努力充分保障公民的健康权的批评相对应的是，部分福利国家在健康保健方面的过高投入而导致的财政赤字招致了另一种对健康权利概念的评判。美国经济学家福克斯（R. Fuchs）批评：“近来有很大一部分关于‘健康权利’的文章都严重地误导了读者。它们暗含了这样的假设：社会储藏着可供人们使用的‘健康’资源，只是由于当局的吝啬、国会的无能和医生的自私，才使人们享用不到这部分资源。”[6]其实之所以出现这些问题和责难，关键还是人们对权利概念的误用或误读。

二、如何理解权利概念

在当今时代，权利观念和意识日益增强，天赋权利、基本人权、生命权和死亡权利等概念日渐进入人们的生活，但是权利问题依然是一个存在争议的观念。首先，对现代社会中的个体而言，权利并不是一个自显自明的概念，即当人们提及权利或某项所谓的基本权利时自然地知道其所指为何，并且无异义，但现在的情况是当今社会对权利问题的理解上还远未达到这样的层次，其中与人们对权利观念的理解有着密切的关系。

首先，权利不是先天存在的，所以每个声称自己有权利的人都需要深思权利从何而来。自文艺复兴运动以来。天赋人权的概念在西方思想文化和社会制度建制中逐步兴盛起来，“在民主政治下，多数人创造了法律和各种得到认可的权利”[7]。但美国伦理学者麦金泰尔（A C. Maclntyr）说：“在中世纪临近结束之前的任何古代或中世纪语言中，都没有可以恰当地译作我们所说的‘一种权利’的说法。也就是说，1400 年以前，在古典或中世纪的希伯来语、希腊语、拉丁语和阿拉伯语中，没有任何恰当的说法可以用来表达这一概念，更不用说古英语了。在日语中，甚至到了 19 世纪中叶仍然是这种情况。从这一事实中当然不能推论说当时根本不存在自然的或人的权利，仅可作出这样的推论，即当时无人知道存在这样的权利。”[8]而且，“试图为相信存在有这种权利而提供充分理由的所有努力都失败了。”[9]在此意义上，一方面，权利概念是人类创制的理念；另一方面，权利的获得与实现必须要靠个人与组织的“战斗”，没有任何一种权利是被他者拱手送上的。如果有人认为有任何赠予的权利，也必然因其廉价而不值得拥有。

其次，权利与义务密不可分，所以每个拥有权利的人都应考虑谁有义务或责任让权利得以实现。当麦金泰尔说在前现代人类的语言中找不到“权利”一词时，他并不是否认在前现代的人类生活中没有任何关涉“权利”意义的实践活动，因为以麦金泰尔对古希腊的了解，他不可能不熟悉柏拉图《菲多篇》（*Phaedo*）中苏格拉底的临终遗嘱：“克里同，我欠阿斯克勒庇乌斯一只鸡，你会记得还债吗?”这句话蕴含了权利意味，因为“当某人说欠某物时即是说应该给被欠的人以偿还，这与说后者被授予权利是同义的，即某人有权利获得偿还。”[10]这显然是拥有了权利概念的现代人的解读，但这种解读恰恰揭示了权利概念或思想的核心，即权利总是与义务并生，没有他者的义务，就谈不上我所拥有的权利。同理，没有了权利，义务也就失去了对象。但是在人类社会的发展历史中，却存在着以责任或义务的话语为主导的时代，现代的人类生活则是以权利话语主导的时代。所以在当代，有些人错误地认为权利就是人的全部，甚至主张“权利优先于善”的观点，但是义务论的阐释者——康德（I. Kant）在《法的形而上学原理》（*Metaphysischen Anfangsqründe der*

Rechtslehne）一书中写道："人们会问，既然义务和权利是彼此对应而存在，为什么道德科学，或道德哲学，通常被称为义务的科学而不称之为权利的科学？其理由是：我们唯有通过道德命令（它是义务的直接命令）才认识我们自己的自由——由于我们是自由的，才产生一切道德法则和因此而来的一切权利和义务；而权利的概念，作为把责任加于其他人的一种根据，则是后来从这种命令发展而来的。"[11] 由此而言，没有责任主体，就根本谈不上任何人的、何种的权利；没有普遍责任意识，就不可能有什么权利可以被尊重。

三、公民健康权的性质

权利观念在人类早期的社会生活中是由"应得"的理念呈现的，并在此基础上形成了那个时代的正义理念。但是古代社会里，一个人的"应得"只与个人行为的性质相关，与他人无涉。这样，一个人的健康问题自然也只与他自己的行为有关。一旦某个人患有疾病需要治疗和照顾，也完全是个人最多是家庭的责任。在这一时期，维护一种标准的健康水平还不是公民的权利，而首先是个人的事情，甚至也不是一种积极的责任，充其量是一种消极、被动的责任。到了近代社会，自由和平等的理念逐步成为社会的核心价值观念，如何实现人的自由和平等成为政治哲学和社会政策的主要议题。为了促进个人自由和平等，各种社会保障机制和教育公平政策逐步成为现代社会政治结构中的主要制度形式，以消除由于社会和文化等偶然因素而给每个人的生活前景造成的不利影响，从而导致自由和平等价值的受损。公民的健康权利也是在这种历史潮流中出现的，只不过相较于教育权利等其他权利略晚一些，并且依然存在争议和实现的困难。

但在 WHO 提出新的健康概念和健康权利观念的时候，人们对健康的认知以及对医学可能的影响还处于不甚清晰的阶段。但随着近半个多世纪以来医学科学的发展以及医学技术的提高，健康问题变得不再简单，而是成为一个复杂的系统问题。人们曾经理所当然地认为医学水平和技术的提高就可以解决健康问题。这种观念被新的实践和发现所取代。现代的一系列研究发现人们的健康水平是由更为复杂的社会性、政治性及意识形态性的因素决定和影响的。以关注医疗正义为己任的美国学者丹尼尔斯（N. Daniels）基于其老师罗尔斯（JB. Rawls）的正义理论，对健康权利问题给出了一种新的解释，即在制定保障公民健康的社会制度时，这个制度对于那些居于最不利地位的人来说，当他们不能负担得起他们可能偏好的医疗保健方式时，应该对其给予补偿。但是这种补偿的界限是不应该耗尽我们的资源，而使那些本来居于不利地位的人的整体境况更加糟糕。对于符合医疗公正的医疗保障制度而言，其提供卫生保健的目的应该是为了满足公民能够行使基本权利和自由的能力的需求和要求。从这个意义上说，公民的健康权利是一种有限的权利，是人们为了获得公平和平等的机会而存在的基本权利。当人们因为健康原因导致其无法获得平等的机会时，社会有责任和义务提供一定的保健服务。这种责任和义务以不使权利人的境况更糟为限。

丹尼尔斯的论证是以预设或接受了健康或正常物种功能为社会人获得公平、平等机会为基本前提的，并进而确证健康权的正当性。但健康或"正常物种功能"是人自由和平等发展的前提是否必然推出社会负有维护公民健康的责任？健康作为一项公民享有的权力和利益，有自然意义和社会意义上的不同。前者是人们作为"自然的造物"意义上而言的，它是"自然权利"，而不是"社会权利"。首先，这种权利不是也不能是社会所赋予的。对于那些先天失去了这些权利的不幸者，社会有责任补足或尽可能地补偿这种权利的缺失，但对于自然已经赋予了其权利的人，他自己要为其权利的实现或权利失去后的重获或权利失掉的后果承担责任。从这个角度来讲，追求健康的身体或健康的生活是个人的责任，而不是一种权利。也就是说，追求身体的善对个人来说首先是责任而不是权利，而社会对公民健康的责任也是个人通过奋争和完善社会理念的建构而不断推进的。没有个人的争取，健康权作为一种理念的普遍化也是不可能的。一旦从权利概念的基础上思考公民的健康权，就不难理解为什么不同国家的公民健康权利在实现上形式和内容不尽相同。事实上，并不单是经济发展水平会影响到健康权作为一项基本人权的可能性，一个社会所秉持的关于权利、责任以及对健康本身的基本理解和共识，其社会共同体所诉诸的主流价值观念等都密不可分。

四、维护健康，谁的责任或义务？

当今社会，健康几乎成为绝大多数人不否认的一种善，是我们幸福生活所必需的善。如果没有健康的身体，给人带来的不仅仅是疾病和痛苦，还会对作为人的基本生存尊严、自主生活以及自我实现等重要精神生存状态造成严重的破坏。对现代人来说，毫无疑问，"健康比其他任何东西都要重要，甚至可以毫不夸张地说，健康已经成为某些人的首要目标"或"唯一目标"。早在2500多年前，柏拉图在《理想国》（*The Republic*）中描写了一个将健康作为全部人生目的的人——雅典的教练员赫罗迪科（L. Herodicus）："他一生除了治疗自己，什么事都没干，一天到晚就是发愁有没有疏忽了规定的养生习惯。他靠了自己的这套医术，在痛苦的挣扎中夺得了年老而死的锦标。"[12]当然，柏拉图并不欣赏和赞许这样的人生，他认为那是无意义的，不是有德性的人所应该过的一种生活。但以今天多元化的价值观和自由观视之，并没有任何错误之处，只要其行为没有给其他人造成伤害，就应该对其予以承认或认同，甚至从卫生经济学的角度分析，这样的行为也还是值得肯定的。从这个角度来说，如果说健康是一种权利的话，那么维护健康首先是一种个人的责任。也就是说，我们的健康权利首先来自于人们对自身的一种义务。这种义务是人们自身要过一种健康生活的道德义务。

个人是其自身健康，特别是疾病的首要责任者的观念出现于人类早期社会生活中，并部分地延续至今。"患者自己创造了自己的病……他就是该疾病的病因……用不着从别处寻找病因"[13]。因为不了解疾病的原因，传统社会中的人们从消极的层面将自己认作健康的责任主体。当然，在这一时期，无论是古希腊流行的疾病预防观念，还是中国古代的养生思想，都证明其也存在着从积极层面肯定人的健康责任的理念。但是随着人类医学科学的发展，特别是公共卫生研究的发展，在揭示疾病与环境的关系后，也将社会特别是政府纳入对健康负有责任的范围中，并切断了个人与健康和疾病的大部分联系。另外，在西方社会，宗教机构对贫病群体的救助使健康照顾从个人和家庭转向了社会公益机构。最后，学者们对疾病是个人之恶的思想所进行的评判，也在很大程度上影响了对健康责任的理解和认知。美国学者桑塔格（S. Sontag）极力反对人类疾病的社会/文化阐释："这种荒谬而有危险的观点试图把患病的责任归于患者本人，不仅削弱了患者对可能行之有效的医疗知识的理解力，而且暗中误导了患者，使其不去接受这种治疗。"所以，"看待疾病最真诚的方式，同时也是患者对待疾病最健康的方式，就是尽可能消除或抵制隐喻性思考"。[13]健康与疾病都是自然之物。在上述几种力量的作用下，传统社会中个人对健康的积极义务和消极义务都逐步转移到医生和社会两个主要的群体。

现代医学科学和技术的发展向世人展示了其"巨大的力量"，也造成了当代人对医学的盲目崇拜和依赖。人们错误地将健康的维护不切实际地完全托付于医学职业群体。一旦医生没有达到预期的希望，他们就会抱怨医生不够尽责任。当然，在医学职业的团队中，也存在一些不负责任的医生，但是人们认为医生对人们健康负有责任的观点，实际上是混淆了健康与疾病的关系。事实上，医学职业团队只对疾病负有部分的义务，或者说只是在疾病向健康转归过程中负有有限的责任。认识到这一点，无论是对医学职业者，还是对患者而言，都是有用的。无论何时，在医学科学和技术的使用上，医生和患者都应保持谨慎的态度，“善于预防或避免疾病的人，也就是善于造成疾病的人。”[12]

从目前的实践来看，社会/政府对公民健康的责任主要地表现在制度建设方面，但是其对健康责任的承担是部分决策者的价值观念以及医疗行业和制药企业利益左右的结果。英国学者科尔巴奇（H. Colebatch）在《政策》（*Policy*）一书中指出：“实际上健康政策大部分是旨在保持‘疾病行业’的存在。……造成结果是，以‘健康’为名义的资金支出越来越多……但是看起来健康却没有相应地好转。”[14]这正是目前困扰着许多国家在保障公民健康问题的症结所在。卫生经济学者福克斯（UR. Fuchs）不断告诫那些主张国家通过一揽子计划或制度的形式将公民的健康全部承担下来的“理想者”说，“认为我们有办法改善健康的想法是把问题看得过于简单了”，即使是“一个极力赞成医疗社会化和其他能体现社会责任的主张的人”，如西格里斯特（HZ. Sigerist）也不得不承认，“国家能有效地使社会躲过多种危险，但是保养身体在很大程度上仍是个人问题，它要求拥有一定的生活方式。”[6]

五、结论

在当代社会中，虽然健康权作为一项基本人权已经几乎成为一种普世理念，但从权利概念的角度来说，没有从天而降的健康权，必须由公民自身和其所在的社会去争取才有可能，其努力的程度与他们获得的健康保障的水平成正比。同时，健康权利的明晰与维护健康的义务明确密不可分。在公民健康维护的主体方面，现代人越来越倾向于依赖政府、社会和医学界，却独独忽视了在健康权利实现过程中个人的责任和义务。在更加复杂和社会化的现代社会，每个人都应该更清晰地意识到，与“人生的目的，即幸福”一样，健康“是获得的而不是以自然的方式达到的。生物的活动目的是自然地实现的；人的活动的目的的实现则要借助于人的理性的运用，因而是实践的，而非自然的。人的实现活动更由于实践理性的参与呈现更为积极的状态”[15]。健康的绝大部分可能并不受人为因素的控制和影响，但人的实践理性并非完全没有用武之地。从某种意义上说，“健康的身体通常是不会自发地产生的”[16]。个人健康的实现或获得必然地与健康的生活密不可分，人们对自己的健康负有一定的责任，这也是社会和医学职业责任的关键。

参考文献

[1] 罗伊·波特著．张大庆等译．剑桥医学史．长春：吉林人民出版社，2000：1，496-498.

[2] JH. Knowles. The responsibility of the individual. Daedalus，1977，(106)：57-80.

[3] Constitution of the World Health Organization [2007-06-30] [2016-09-30] http：//www. opbw. org/int _ inst/health _ docs/WHO-CONSTITUTION. pdf

[4] 斯科特·伯里斯著．申卫星译．中国卫生法前沿问题研究．北京：北京大学出版社．2005：115.

[5] 中国人民共和国宪法（2004），http：//news. xinhuanet. com/newscenter/2004-03/15/content _ 1367387 _ 2. htm

[6] V·R·福克斯著．罗汉等译．谁将生存——健康、经济学和社会选择．上海：上海人民出版社，2000：19，31

[7] 列奥·施特劳斯著．彭刚译．自然权利与历史．北京：三联书店，2003：83.

[8] 米尔恩著．夏勇，张志铭译．人的权利与人的多样性．北京：中国大百科全书出版社，1995：5.

[9] 麦金泰尔著．龚群，戴扬毅译．德性之后．北京：中国社会科学出版，1995：88-89.
[10] 米尔恩著．夏勇，张志铭译．人的权利与人的多样性．北京：中国大百科全书出版社，1995：7.
[11] 康德，沈叔平译．法的形而上学原理．北京：商务印书馆，2005：10.
[12] 柏拉图著．郭斌，张竹明译．理想国．北京：商务印书馆，1986：11，115.
[13] 苏珊·桑塔格著．程巍译．疾病的隐喻．上海：上海译文出版社，2003：5，43.
[14] H.K. 科尔巴奇著．张毅，韩志明译．政策．长春：吉林人民出版社，2005：128.
[15] 亚里士多德著．廖申白译．尼哥马可伦理学．北京：商务印书馆，2003：xix.
[16] 色诺芬著．吴永泉译．回忆苏格拉底．北京：商务印书馆，1982：132.

健康中国与宏观经济发展

肖　月

一、健康与经济发展的关系

人类的健康状况与经济发展的关系一直是备受关注和争议的研究主题。国内外已有大量研究分析显示：二者存在互动的关系，其中有些相互作用机制已明晰，但有些尚无法解释。

疾病减少了社会总收入，往往给个人和家庭带来了负担，甚至造成贫困并影响到经济增长前景。疾病负担不仅包括直接医疗费用，还包括误工和早死造成的收入损失。一些研究显示：每个寿命年的损失相当于年收入的3倍。根据世界卫生组织（WHO）的估算，疾病每年给贫困国家造成千百亿美元的损失。疾病造成的经济负担对低收入群体的影响更为巨大，常常造成“因病致贫、因病返贫”问题。

身体健康意味着避免疾病支出，可以将节约出的金钱用于提高和改善个人与家庭的生活质量，从而换来更佳的健康状态。同时，个体健康会给家庭和社会带来效用和经济效益，通过增加人力资本数量和改善质量以促进国民经济的发展。在其他因素控制不变的情况下，人口预期寿命每提高一岁，将带动国民经济增加0.3%～0.4%。由此可见，居民健康水平是造成各国经济增长差异的重要因素之一。同时，卫生费用被认为是一种高回报的投资。高效、符合成本效益的健康投资有助于改善国民健康，以最经济的投入获得最大的健康收益。同时，改善健康公平性的卫生投入还有助于缩小地区间和人群间的差异，有助于实现社会和谐。

WHO在2000年成立了宏观经济与卫生委员会（Macroeconomics and Health，CMH），发布了《宏观经济与投资卫生促进经济发展》研究报告[1]。该报告在宏观经济视角下评估了卫生对全球经济发展的作用，研究了投资健康对促进经济增长和消灭贫困的重要影响。该报告鼓励各国对医药卫生领域进行合理投入，以促进全球经济的发展。

随着经济社会水平的提高，出现了一些转型期的发展趋势，如城镇化、居民的消费观念发生变革、人口老龄化、疾病谱变化及医疗技术发展等。医疗卫生服务体系面临日益增加的多样化需求。改革医疗卫生服务体系，使其更好地满足人民的需求，提高居民健康水平，不仅可以带动健康经济的发展，还可以通过保护劳动力健康和延长寿命而促进经济的增长。

促进国民健康进而改善经济发展的原因主要有以下几个方面：首先，国民健康的改善可提高人力资本质量，为经济增长提供更持久的动力。通过改善劳动力人口的健康，延长预期寿命，可以提高人力资本对经济发展的贡献度。其次，国民健康的改善还可以避免因直接医疗支出和间接误工费用带来的经济损失，为有效地使用医疗卫生资源提供基础。最后，国民健康的改善将带动健康服务业和产业的发展，进而促进经济发展。

肖月，国家卫生计生委卫生发展研究中心。

二、健康状况及其经济影响的主要测量方法和指标

各国卫生经济学家和政策研究者一直在探讨健康及其造成的经济影响的范围，并试图对这种影响进行测量。然而，目前多数模型方法和指标存在不确定性。鉴于这种情况，WHO 2009 年组织了有关专家学者制定了《疾病和伤害经济影响测量指南》[2]。该指南区分了健康状况的微观和宏观经济影响测量，并针对不同方法提出了要求。

健康的微观经济影响指个体因病花费或投入对于个人家庭、机构或政府的经济影响，宏观影响则指人群和社会健康投入对于国民经济整体的影响。前者主要看直接或间接医疗支出或借债对于家庭、机构或政府总体收入、消费结构或经济状况的影响，后者则分析非健康相关的消费机会、休闲时间和人群健康状况。

多数健康的社会经济影响研究聚焦于分析卫生总花费相对于国内生产总值（gross domestic product，GDP）的情况，因为 GDP 反映的是市场总体消费机会。然而，值得注意的是，GDP 本身还包括了健康产品和服务的消费，在测算时应该先将这部分扣除，分析当前或未来卫生和非卫生相关支出贴现值的情况。

健康的宏观经济影响具体通过三个指标分析获得，即卫生费用的增长、劳动力或生产力损失和人力资源投资降低方面。以往，健康的社会经济影响分析多数未考虑劳动力投入和人口结构变化对经济的影响。目前 WHO 建议扩大分析视角，建立动态分析模型，以了解健康投入对于其他消费投入机会损失的影响。

1. 健康经济影响分析模型的选择

如何分析健康的经济影响取决于所研究的问题。与从家庭、机构或政府角度出发考虑健康的经济影响不同，宏观角度的健康经济主要的问题以及相关方法有：

（1）疾病对 GDP 及其增速有何影响？要想了解健康投入对于整体（或非卫生）国民经济的影响，可利用口径或预测分析模型。

（2）整个社会的健康经济投入规模应该是多少？要想分析健康投入对一个或几个具体领域的影响，需要用到可计算一般均衡模型（computable general equilibium，CGE）。使用这样的模型时可以考虑到各部门或领域的关系，建立动态分析机制，但对数据尤其成本数据的要求较高。

（3）健康对（市场消费型和非市场消费型）社会生产会产生哪些影响？对社会福利会产生哪些影响？

要想了解疾病负担对于经济福利的整体影响，需要建立支付意愿（willing to pay，WTP）技术，将健康或其他非交易产品和服务放在同一个经济度量单位下进行分析。这样的测算可全面地反映疾病对经济的整体影响，但在测算过程中需要考虑很大的不确定性问题（如健康赋值），建议将经济直接损失和福利损失分开进行分析。

2. 主要指标

（1）健康指标：人口预期寿命（life expectancy）是指在假定当前的年龄别死亡率保持不变的情况下，个人预计可生存的平均年数。人口预期寿命是度量人口健康水平的基本指标，也是衡量一个国家或地区经济社会发展水平及医疗卫生服务水平的综合指标。它可以反映一个社会生活质量的高低，比较直观地反映出经济社会条件变化对居民健康的影响，尤其是医疗卫生事业的发

展变化对人们寿命的影响。20 世纪 90 年代，联合国开发计划署提出了“人类发展指数”（human development index，HDI），即将人口预期寿命作为重要的基础指标，全面反映各国经济的发展水平。国内实证研究结果也显示[3,4]，作为一种人力资本，人口预期寿命对经济增长产生直接的影响，而且对私人经济主体的储蓄水平、投资水平和私人消费性教育支出产生影响，从而间接地对经济增长率产生影响。罗凯（2006）[5]使用三次人口普查的资料和其他相关省份数据研究发现，预期寿命每延长 1 岁，GDP 增长率相应地提高 1.6%～2.2%。

2011 年，《中华人民共和国国民经济和社会发展第十二个五年规划纲要》第一次将人口预期寿命纳入了我国“十二五”时期经济社会发展的主要指标体系，明确提出了到 2015 年人口预期寿命比 2010 年提高 1 岁的目标。这是经济社会发展评价体系的重大完善，并推动了“十二五”期间我国卫生事业的改革和发展。

健康预期寿命（active life expectancy，ALE）的概念是于 20 世纪 60 年代被提出的，用于测量寿命质量，已被 WHO 和很多欧美国家广泛用于测量人群健康水平。该指标利用死亡率和患病情况数据估算个体或人群在完全健康状态下能继续存活的生命年数[6]。健康预期寿命帮助区分了“活着”和“健康地活着”这两个概念。由于考虑了寿命的质量，因此相对于预期寿命，健康预期寿命能更加精确地测量人群的健康水平情况。健康预期寿命的计算办法分为三步：首先，利用标准化方法收集各年龄预期寿命数据。其次，收集各年龄别疾病的患病情况数据。最后，通过相关公式将患者群年龄别预期寿命折算为完全健康的年龄别预期寿命[7]。

在《2000 年世界卫生报告》中，WHO 首次将健康预期寿命作为一个重要指标，用于衡量各国的卫生体系在改善人群健康和降低疾病负担方面所取得的成绩。目前，英国和加拿大等国家定期测算并公布健康预期寿命，已将其作为核心指标用于制定公共卫生、扶贫和可持续性发展等多种国家战略机制和相关政策。

（2）疾病负担指标：为了比较国家间和地区间人群健康情况，以准确地评估卫生体系绩效，WHO 联合多个国家建立了全球疾病负担项目（Global Burden of Disease Project，GBD），在前期研究的基础上开发了疾病负担评估框架，并利用两个重要的人群健康测量工具——伤残调整寿命年（disability adjusted life year，DALY）和健康预期寿命，评价不同国家和地区的人群健康水平。伤残调整寿命年被用于测算人群健康水平与既定目标值之间的差距，而健康预期寿命被用于描述不同疾病和伤害对于人口预期寿命的影响，利用死亡率和健康状况分布来估算个体或人群在完全健康的状态下能继续存活的生命年数[6]。WHO 收集了大量区域和亚区域的死亡登记、疾病和风险因素相关数据，并于 2004—2012 年陆续发布了一系列的《全球疾病负担报告》。该报告描述了全球疾病的总体负担情况，对于确定全球卫生的优先领域具有重要意义。

全球疾病负担分析框架提供了一个较为标准化的工具，测算疾病负担并预测多重风险因素对人群健康的潜在影响，包括美国、澳大利亚、印度、南非和泰国在内的很多国家和国际组织都在应用该框架和相关的测量工具。然而，一些学者对于框架中伤残调整寿命年的计算存在疑虑，尤其是年龄权重和伤残权重的确定，认为与社会选择有关，易受不同社会价值观的影响。同时，对权重确定方法的应用存在差异，造成难以进行横向比较国家间的健康测量结果。WHO 相关专家认为，各国基础疾病和死亡数据的质量直接关系到健康测量的准确性，更应该引起各国的重视。

（3）健康的经济影响指标：卫生总费用是指一个国家或地区在一段时间内消费在健康服务上的资金总额。卫生总费用是卫生对宏观经济影响的重要指标，反映了在一定的经济社会条件下，政府、社会以及个人对卫生保健的投入规模与结构，体现了某地区或国家的经济发展水平、筹资模式以及社会对人们健康的重视程度[8,9]。卫生总费用占 GDP 的比例可以反映卫生事业发展与经济增长是否协调。人均卫生总费可消除人口增长因素对卫生总费用绝对值的影响。目前对于各国卫生总费用占 GDP 的适宜比值尚无定论，但 WHO 建议 5%应该是最低下线。我国的卫生总费用占的 GDP 比重已于 2012 年达到这一最低线，2013 年这一比值为 5.57%。

我国从 20 世纪 90 年代开始了对卫生总费用的研究，目前已经建立了国家级和省级卫生总费用年度监测网络，通过分析年度卫生资金的汇集、流向情况和历史发展趋势，展示了卫生投入的现状和结构。

三、健康中国的宏观经济意义

1. 健康目标的设定

随着社会经济的快速发展、人民生活水平的不断提高以及医疗卫生保障体系的逐步完善，我国居民的健康水平不断提高，人口预期寿命继续延长，已达到中等偏上收入国家的前列水平。资料显示，我国居民人口预期寿命从中华人民共和国成立前的 35.0 岁增加至 2010 年的 74.83 岁（图 1、表 1），增长了 1 倍多。其中，从 1950 年到 1980 年的 30 年间，我国的人口预期寿命由 35 岁左右提高到约 67 岁，增长了 32 岁左右，平均每年增长 1 岁（表 1）。我国人口预期寿命在从 1990 年到 2010 年的 20 年的时间里增长了 6 岁多，高于世界平均水平和中等收入国家的平均增幅（表 2）。

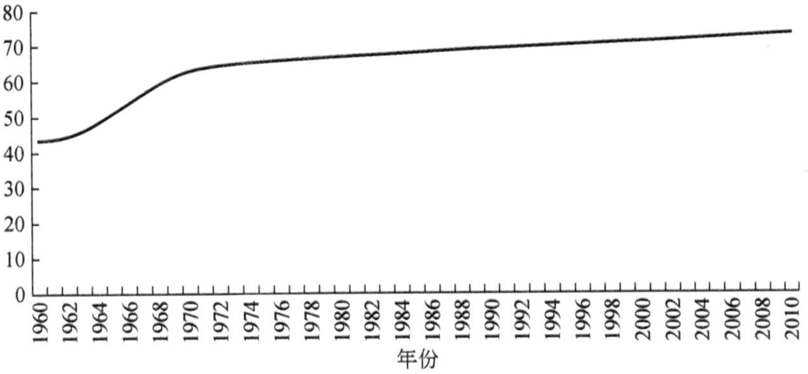

数据来源：世界银行网站

图 1　我国人口预期寿命变化情况：1960—2010 年

表 1　中国人口预期寿命的变化

年份	合计	预期寿命（岁）	
		男	女
中华人民共和国成立前	35.0	—	—
1973—1975	—	63.6	66.3
1981	67.9	66.4	69.3
1990	68.6	66.9	70.5
2000	71.4	69.6	73.3
2005	73.0	70.0	74.0
2010	74.8	72.4	77.4

数据来源：①1973—1975 年系全国 3 年肿瘤死亡回顾调查数字。②1981 年、1990 年、2000 年和 2010 年预期寿命系人口普查数，2005 年系 1%人口抽样调查数。

表 2　中国人口预期寿命（岁）全球排位

	1990 年	2000 年	2008 年
低收入国家	54	55	57
中等偏下收入国家	62	65	67
中等偏上收入国家	68	69	71
高收入国家	76	78	80
全球平均水平	64	66	68
中国	68	71	74*

* 2008 年中国人均预期寿命为估计值。

数据来源：世界卫生组织《2010 年世界卫生统计》

1990—2005 年我国人口预期寿命增量为 4.4 岁，48%归因于 5 岁以下儿童死亡率下降，34%归因于 60 岁以上老年人死亡率下降。在我国人口预期寿命不断提高的过程中，女性的提高速度快于男性，并且两者之差也进一步扩大。这与世界其他国家人口预期寿命的变化规律是一致的。同时，城乡和地区间居民人口预期寿命的差距逐渐缩小。1990—2005 年，城乡居民人口预期寿命差距缩小了 2.0 岁；地区间居民人口预期寿命差异也呈缩小趋势，东部居民人口预期寿命由 71.3 岁变为 75.2 岁，增加了 3.9 岁；中部由 67.9 岁变为 72.4 岁，增加了 4.5 岁；西部由 65.3 岁变为 70.0 岁，增加了 4.7 岁（表 3）。

表 3　2005 年中国人口分性别、城乡和区域别预期寿命（岁）

地区分类	全　国			城市地区			农村地区		
	合计	男性	女性	合计	男性	女性	合计	男性	女性
平均预期寿命	73.0	70.7	75.4	74.8	72.7	77.1	72.2	69.9	74.7
东部	75.2	73.1	77.5	76.4	74.4	78.5	74.4	72.2	76.8
中部	72.4	70.2	74.9	73.5	71.5	75.7	71.9	69.7	74.5
西部	70.0	67.8	72.4	71.9	69.6	74.4	69.3	67.1	71.6

数据来源：《健康中国 2020 战略研究报告》。

孕产妇死亡率、婴儿死亡率和 5 岁以下儿童死亡率是 WHO 使用的三个核心健康指标，是影响人口预期寿命的重要因素。“十二五”期间，我国婴儿死亡率由 2010 年的 13.1‰下降到 2014 年的 8.9‰，孕产妇死亡率由 2010 年的 30/10 万下降到 2014 年的 21.7/10 万，均提前实现了“十二五”规划目标和联合国千年发展目标。然而，地区间存在显著差异，其中发展最快的东部和进展缓慢的西部之间孕产妇死亡率相差近 3 倍，5 岁以下儿童死亡率和婴儿死亡率也存在近 2 倍的差异。应重视区域间健康发展的差异，未来需要加强对中西部落后地区的健康投入，以缩小地区间和人群间的健康差距。由联合国儿童基金会支持国家卫生计生委（简称卫计委）卫生发展研究中心开展的最新研究结果显示，在 WHO 推荐的影响妇幼健康的 60 项高效干预措施中，有 24 项我国已经在执行，但其中近一半是自费项目。效果和成本效果俱佳的袋鼠妈妈保暖法和 6 个月以下婴儿纯母乳喂养项目简单易行，却因为未被纳入公共政策而未获得全面推广和实施。目前我国 6 个月以下婴儿纯母乳喂养率仅为 28%，严重影响了我国婴幼儿的健康状况和生长发育。

分析影响居民健康的重点领域对于确定健康中国优先领域也有重要意义。分析造成我国居民寿命损失的前10位疾病显示，按照去死因的寿命增加值，前5位分别是恶性肿瘤（2.58）、脑血管病（2.16）、心血管病（1.71）、损伤（1.39）以及呼吸系统疾病（1.01），后5位疾病的去死因寿命增加值合计1.19岁[1]。可见，前5位疾病是造成中国居民减寿幅度最大的疾病。若针对这些疾病采取高效的干预措施，可以显著增加人口预期寿命，但这需要围绕疾病的重点风险因素梳理具有成本一效益的干预措施。

2009年，WHO发布了《全球健康风险：部分主要健康风险致病致死情况报告》，提出全球主要的致死健康风险因素包括高血压、吸烟、高血糖、缺乏体育锻炼、超重和肥胖等。报告还提出了主要的疾病负担风险因素，包括低体重、不安全性行为、饮酒、饮用水不安全和卫生条件差。

2015年我国发布了《中国居民营养与慢性病状况报告（2015）》，提示我国慢性病高发的严峻问题，并提出了不健康生活方式和吸烟等风险因素的危害性。这提示我们，应加强对疾病风险因素和有效干预措施的深入分析研究，以更有针对性地对健康目标的实现提出综合健康策略。

卫生相关因素对人口健康起到了较关键的作用，因此对人口预期寿命也有重大影响。WHO研究显示，卫生系统对人口预期寿命的整体贡献率约为20%。我国研究人员近期利用地方数据开展的分析研究表明，疾病控制与卫生服务对人口预期寿命的贡献率为19.3%[11]。国内外的研究结果基本趋同，证明卫生相关因素对人口预期寿命有重要影响。

我国的人口预期寿命虽然已由中华人民共和国成立初期的35岁提高到了目前的74.83岁，取得了较大的进步，但地区间和人群间的人口预期寿命差异仍较为显著。随着快速全球化、工业化、城镇化、人口老龄化和生活方式的变化，食品和药品安全、饮水安全、职业安全和环境问题也成为健康的风险因素。与此同时，慢性病造成的威胁日益凸显。面对上述问题，应认识到人口预期寿命是一个受多方面因素影响的综合指标，我们要树立“大卫生”的理念，从影响健康的社会决定因素入手，围绕2020年人均预期寿命再提高1岁的总体目标，实施各项卫生工作任务。

2. 进一步完善健康投入的要求

从1978年到2013年，我国的卫生总费用从110.2亿元增长到31668.95亿元，占GDP的比重从3.0%增长到5.57%，人均总费用由11.5元增加到2327.31元，增长了200倍。30年来，卫生总费用和宏观经济的总体发展趋势一直保持着同向相关关系。2009—2012年，我国的卫生总费用年均增速达到13.5%，高于GDP增速（9.1%）。卫生总费用的增长速度与GDP的增长速度之间的比率被称为卫生消费弹性系数。它是衡量卫生发展和经济增长协调与否的重要评价指标。近年来，在国民经济增速放缓的背景下，我国卫生消费弹性系数均大于1，反映出卫生总需求较快增长，也体现出政府对卫生工作的重视程度不断加强（图2）。经济合作与发展组织（Organization for Economic Cooperation and Development，OECD）提出，如卫生费用的增长速度与国民经济的增长速度的比值为1.187，则可实现卫生投入与经济的协调发展。我国目前相关比值高于OECD的推荐标准，说明卫生费用增长略快，需要深入分析有关原因[12]。

在国际视角下，虽然我国的卫生总费用在总规模、占世界比重及人均占有量等方面近年来增长迅速，却仍处于较低水平，显示我们的卫生筹资规模与经济发展水平和人口需要极不相称（图3）[13]。在我国现阶段需要合理地制定宏观经济投入政策，促进卫生总费用的增长，合理调整卫生总费用的结构，增进社会健康资本数量和质量，以带动国民经济的发展[14]。

随着我国人们生活水平的不断提高，人们对医疗卫生服务的需求也不断增加，用于卫生服务消费的费用也在相应地不断增加。加之医学科技的发展，医学新设备、新药以及新技术的投入使用，直接造成了卫生总费用的增长。

从总体上来看，我国的卫生事业虽然取得了很大发展，但仍存在着卫生总费用不合理增长的现象。因此，迫切需要对卫生总费用的发展水平、结构以及发展趋势进行分析，并在研究其影响因素的基础上，研究对卫生总费用的控制措施。这不仅具有重要的理论价值，还具有重要的现实意义，既能促使卫生总费用与国民经济发展相协调，又能推动整个卫生事业的良性发展[15]。

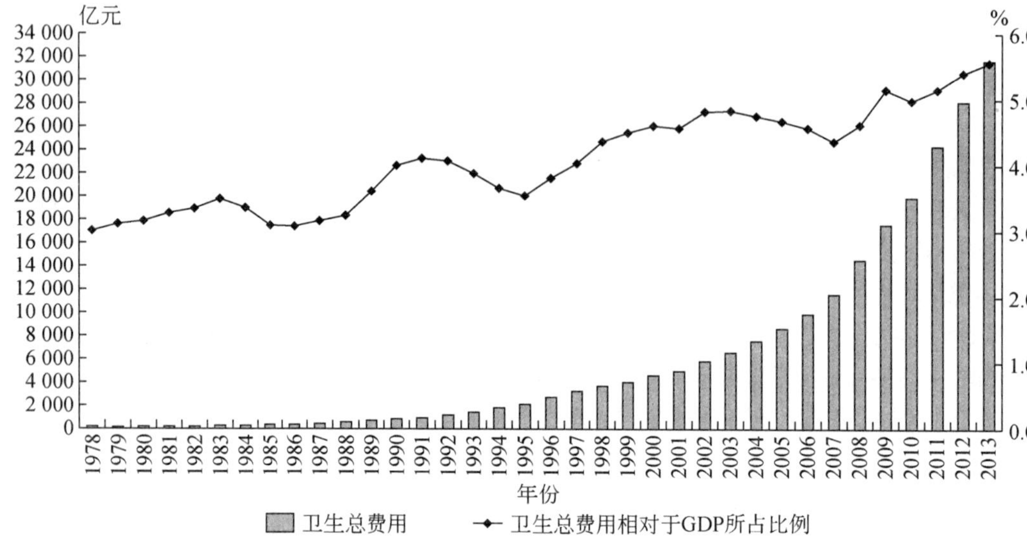

图 2　卫生总费用及其占国内生产总值比重

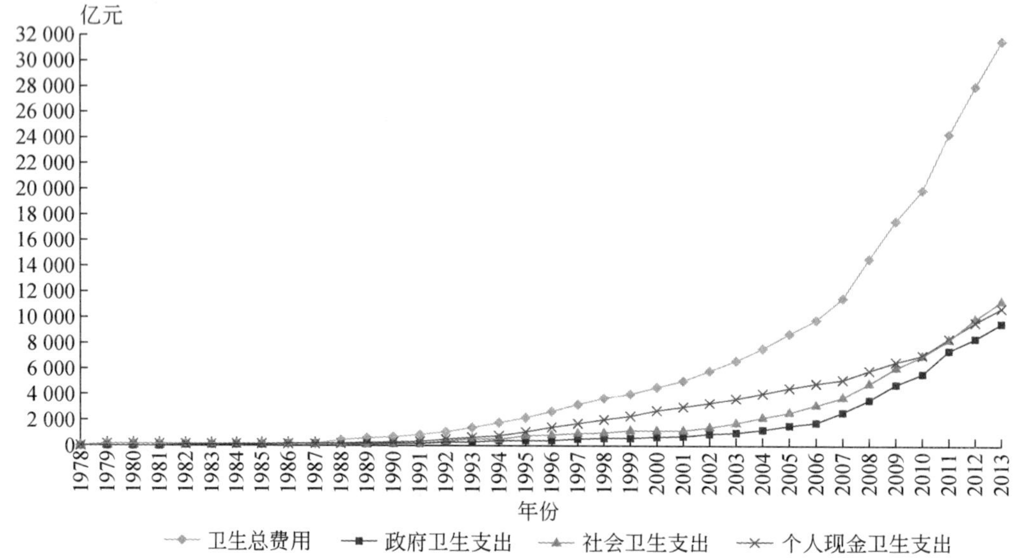

图 3　卫生总费用变化趋势

政府卫生支出占 GDP 的比重是衡量一个国家或地区对卫生事业重视程度的重要宏观经济指标。研究显示：广义上政府卫生支出占比高的国家，卫生筹资的公平性也较好。我国政府的卫生支出总量在不断增加，但总体上仍存在不足（图 3）。在支出结构上主要以地方政府为主，因此，存在区域和城乡卫生投入量的差异，造成政府卫生经费配置的不公平性，进而造成服务提供的不公平[16]。

个人现金卫生支出占GDP的比重反映了居民就医的负担情况。自开展新医改以来，个人现金卫生支出占总费用的比重不断下降，从2009年的37.46%降低到2013年的33.88%，显示居民就医负担相对减轻。地区间个人卫生支出占卫生总费用的比重差异显著。2013年，西藏、北京、上海、青海和江西等10省市这一比值低于30%，吉林、河北、湖南和河南四省高于40%，剩余省份居中。这反映了由于中央转移支付和各地政府财政政策的差异，影响了各地居民的就医负担[17]。

从分机构来看，公立医院仍然是费用投入的中心所在。2013年全国医院费用为2万多亿，占总费用的62.56%，医院费用中城市医院费用占63.03%（图4）。随着医改的深化实施，国家对县医院的投入持续增加。结合年诊疗人次数和住院人数的变化情况，发现2012—2013年服务量的增速放缓，但卫生总费用增长仍然延续快速增长的势头（图5、图6）。一方面是由于惯性增长的原因，另一方面还提示存在支出效率低以及医疗服务费用过快增长等问题，值得深入分析。

当前我国以医院为主提供医疗服务的体系格局很大程度上影响了资源的有效利用。由于基层医疗卫生机构能力不足，大量患者涌入城市的大医院，大量优质医疗资源被浪费在诊疗普通病和常见病上。一方面，小病大治引起费用增加。另一方面，还影响了就诊秩序，引起看病难问题。

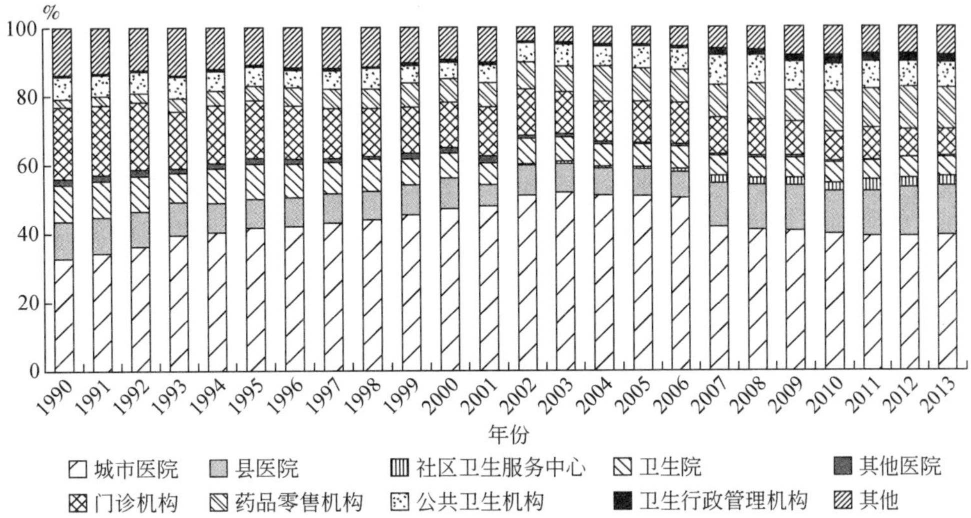

图4　卫生总费用机构流向

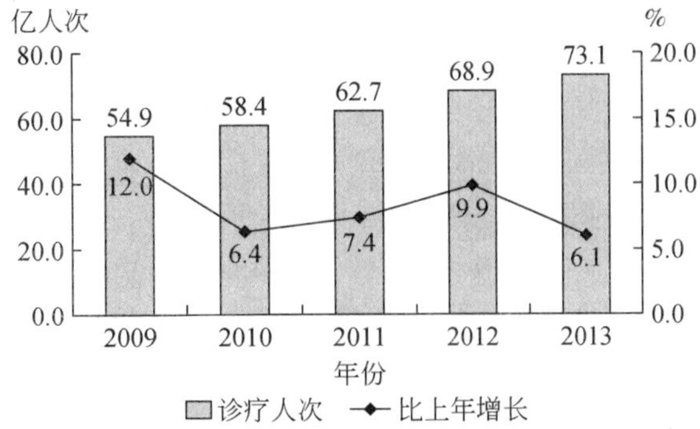

图5　诊疗人次数变化情况

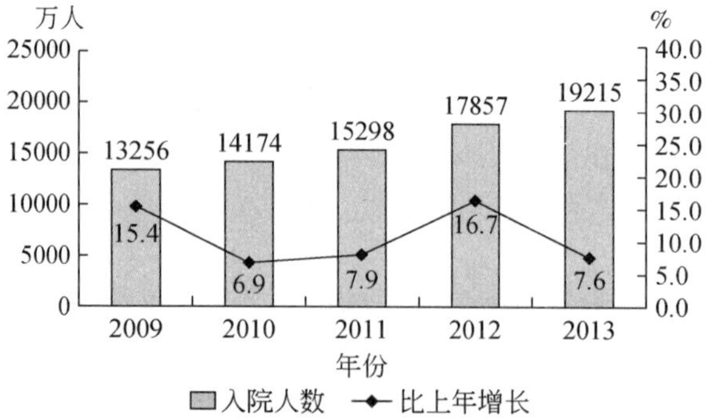

图 6　住院人数变化情况

另有研究分析认为，财政投入不足导致了医疗费用过快增长、社会负担的加重和医疗资源的浪费。研究显示：财政和物价对医疗费用过快增长的贡献率在 50%和 40%以上。由于政府财政对医疗机构投入不足，医疗机构为了维持自身的生存与发展，不得不通过注重服务收费来进行补偿，而物价部门的严格监管使医院不能通过常规项目获得补偿。但药品价格加成政策以及新项目新定价的存在，使医院能够通过药品和高新项目检查获得补偿，造成医疗机构采取大处方、大检查或诱导需求等行为增加业务收入，最终引起医疗费用的增长过快[18]。

由于我国药品的费用过高以及进口设备和技术的引入速度过快，造成医疗费用过快增长。我国的药品费用占卫生总费用的比例一直处于高位（40%左右），而在发达国家这个比例一般为 10%左右。这与我国的专利药品市场份额过大不无关系。同时，由于医疗服务价格体系对高端设备辅助检查和治疗的定价偏高，对技术劳务定价偏低，造成我国各级公立医院存在盲目引进和不规范使用大型高精尖医疗设备的问题。大型医用设备的过度引进将推动医院深度挖掘设备的利用率。医院对大型设备过度开单，诱导患者消费，加重了患者的负担，最造成医疗费用的过快增长[19]。2010 年，我国大型医疗设备累计进口额为 46 亿美元，同比增长 28.9%，增速比 2009 年增加了 4.8%[20]。由于我国大型医疗设备的数量在短期内增长过快，通常超过了国家的配置标准[21,22]，造成了供大于求的局面，引起资源利用不足和诱导需求问题。研究表明，多数设备的利用率不及 50% ，而诱导需求比例竟高达 30%[23,24]。

3. 促进健康与经济增长良性互动的要求

党的十七大将“人人享有基本医疗卫生服务”作为新时期卫生工作发展的目标。《中共中央国务院关于深化医药卫生体制改革的意见》（2009）提出，要“把基本医疗卫生制度作为公共产品向全体人民提供”。党的十八大提出了“全面提高人民健康水平”的要求，并提出建立分级诊疗制度，实现卫生服务体系的转型。这是新时期卫生工作从理念到体制的重大转变，反映出政府在新常态下对国民健康改善目标和路径的深入思考。

随着 GDP 的增长速度放缓，各个领域开始重新审视新常态下的发展目标和路径设定。随着新医改的逐步深入，医药卫生领域深层次的矛盾和问题进一步显露。在宏观层面，卫生系统面临的主要问题是：①如何继续扩大卫生总费用的总额，优化支出结构。②如何通过满足基本医疗卫生需求以持续改善国民健康水平。③如何鼓励科技创新，带动健康产业和服务业的发展，以满足多种健康需求并促进经济发展。④如何促进健康人力资本的发展，并带动劳动力的健康、持续发展。

要回答上述问题，还需要经过相当长的实践探索过程，但经济发展放缓的新常态首先已经给我们提出了一个基本的前提，那就是当前政府对卫生的投入增长将会受到宏观经济的影响，这一点已经反映在卫生总费用增速减缓方面。2013 年卫生总费用的增速为 10.74%，低于 2009—2011 年的平均增长速度（13.61%），也低于近 10 年（11.65%）和 1978 年以来（11.70%）的平均增长速度。

然而，在卫生总费用增长速度减缓的同时，我们面临着更高的居民健康水平改善的要求。2020 年我国居民人口预期寿命还将增加 1 岁，孕产妇、婴儿和 5 岁以下儿童死亡率将进一步降低。这意味着我们需要在现有医疗资源的基础上进行服务体系结构的调整，合理安排医疗资源布局，优化服务质量和效率，从而获得更大的健康收益。

与此同时，党和政府正在深化体制机制改革，加快创新驱动发展战略的实施。在人口健康领域，希望引导医药技术创新和医疗服务模式改革，以更好地改善居民健康水平，并发展健康产业。这意味着通过实施创新驱动发展战略，健康、健康产业与国民经济发展三者的目标将形成更加明确和紧密的良性互动机制。

四、改善健康经济的经验与做法

从国际上看，改善健康经济的措施有很多。各国主要围绕优化医疗卫生服务体系结构和绩效的目的，提高医疗资源的使用效率，以期以最少的投入获得最大的健康产出。

首先，近年来很多国家纷纷采取改善卫生服务体系结构的办法，使服务提供和使用更有成本效果。具体措施包括：①建立社区首诊制度，使用经济激励制度鼓励患者与全科医师或家庭医师签约获得服务。②引入基于活动或质量指标的诊断相关组付费方式，并鼓励日间手术的开展，避免患者占用过多的住院服务。

其次，多数国家都在卫生体系改革中加强了基本医疗卫生服务，将患者尽量稳定在基层医疗机构接受诊疗服务。核心措施是提高全科医师的能力，改善其待遇和工作环境，同时还需要建立一套合理配置全科人力资源的有效制度。

再次，加强健康促进和疾病预防工作也是一种提高服务体系效率以及节约卫生经费的主要策略。鉴于健康的社会决定因素众多，需要卫生系统加强与社会其他领域的沟通与交流。将健康融入教育、住房、环境、就业和养老等社会政策正逐步成为很多成熟卫生体系的改革方向，并在融合中扩大健康促进的覆盖面，从全人和全社会的角度构建公共卫生战略。

最后，运用科学手段和证据加强循证决策，改善健康和健康的社会经济影响已成为一种发展趋势。WHO 于 2014 年召开的世界卫生大会通过了一项决议——《强化卫生技术和干预评估，支持全民健康覆盖目标》。该决议鼓励各国系统建立卫生技术评估体系，支持卫生决策，更好地制定医药技术尤其是新技术决策，优化资源配置，控制不合理医疗费用的增长。国际经验显示，成熟的卫生体系往往非常重视数据的系统收集与分析，并将有关结果直接用于改善卫生系统绩效。例如，英国和德国建立了完善的绩效评估体系，重点对社区和医院的诊疗信息进行系统分析，以改善服务质量，优化服务流程，改善机构乃至服务体系的整体服务效率。

五、讨论与思考

健康是人类的基本权益，“健康中国”理念的提出是党和国家对 13 亿国民基本健康权益的郑重承诺。为了实现这个目标，需要进一步深化医药卫生体制改革，强基层、建机制，打造集预防、治疗、康复、长期照顾、护理及临终关怀的完整的基本医疗卫生服务链条，并建立分级诊疗体系，优化资源的配置和利用，以最少的卫生投入换取最大的健康收益。

目前我们已明确了“健康中国”的5年健康目标，即人口预期寿命到2020年时增加到76岁，孕产妇死亡率降低到18/10万，婴儿死亡率降低到8‰，5岁以下儿童死亡率降低到10‰。这些目标对决定下一阶段的改革任务有关键的引领作用。党和国家将人口预期寿命作为一个核心的健康指标，反映出对于疾病因素和健康的社会决定因素的关注。因此，需要树立大卫生观念，紧密结合卫生与其他相关公共领域政策，共同建立战略措施，对人口健康的改善提出综合干预包。具体说来，可采取有以下几种方式。

首先，应从主要疾病负担领域入手，研究分析健康风险因素及有效干预措施，形成优先干预包，以更具有成本一效果或成本一效益的方式，干预疾病的发生和发展，减轻疾病造成的负担。

其次，应该加强分析人口预期寿命的非卫生决定因素，如教育、交通、就业和环境等，梳理和整合这些领域有关的政策，在国家立法和决策框架下，形成整合性的政策措施。

再次，深入分析健康的经济影响作用，探索健康中国与经济增长的合理机制，包括卫生费用投入和健康产出的模型，疾病和伤残与健康人力资本预测模型，以及健康产业发展和经济增长关系的分析模型等。

最后，深化医药卫生体制改革是各国促进健康与经济良性互动的必然路径。当前我国正经历医疗卫生服务体系转型与改革历程，城市与县级公立医院和基层医疗卫生机构是改革的重点。如何解放服务能力、提高服务效率、发挥机构在分级诊疗体系中的功能作用是本次改革的核心问题。梳理国际医疗卫生服务体系改革的经验可以发现，建立防治整合型的医疗卫生服务体系是缓解医疗资源不足、提高服务体系效率的必由之路。从这一点来看，建立基层首诊、上下转诊制度，并按照医学科学规律分层分级提供诊疗服务，是改革的正确方向。

［注：根据本文已有如下发表：①肖月．健康中国与宏观经济发展．中国人口报，2016-2-15：第2版．②肖月．推进“健康中国”建设的目标、路径及任务浅析．人口与计划生育，2016，(2)：32-34.］

参考文献

［1］世界卫生组织．宏观经济与投资卫生促进经济发展．(2010-5-8)［2016-09-20］http：//www.who.int/macrohealth/documents/en/ChineseVersion.pdf.

［2］World Health Organization. WHO guide to identifying the economic consequences of disease and injury. Geneva，Switzerland：World Health Organization Financing DoHS，Services HSa，2009.

［3］刘长生，简玉峰．寿命预期、教育资本与内生经济增长．当代财经，2011，4：15-25.

［4］张琼．健康与经济增长的跨国研究．中国人口・资源与环境，2012，22 (4)：108-117.

［5］罗凯．健康人力资本与经济增长：中国分省数据证据．经济科学，2006，(04)：83-93.

［6］Lopez AD，Mathers CD，Dean T，et al. Measuring the global burden of disease and risk factors，1990 -2001. // WHO. The global burden of disease 2004. Geneva.

［7］Mathers CD，Murray CJL，Lopez AD，et al. Estimates of healthy life expectancy for 191 countries in the year 2000：methods and results. Globa Programme on Evidence for Health Policy Discussion Paper，2001，World Health Organization.

［8］张彦琦，唐贵立，王文昌，等．1997—2005年重庆市卫生总费用筹资水平、结构及趋势变化分析．中国卫生经济，2008，27 (3)：23-25.

[9] 赵郁馨，万泉，张毓辉，等.2006 年我国卫生总费用测算结果与基本卫生服务筹资方案.中国卫生经济，2008，27（4）：5-10.
[10] 2010 年期望寿命（全死因与去死因）分析.内部资料.
[11] 求医网.疾控工作使市民寿命有了较大提高.（2005－10－20）［2006－05－06］http：//news.qiuyi.cn/ylzx/2013/0131/5780.html.
[12] 裴冬梅.全国及辽宁省卫生总费用与 GDP 相关性分析.中国医科大学，2007，23：34-35.
[13] 王倩.中国与全球卫生资源的比较研究.中国协和医学院，2013，3：23-25.
[14] 郑舒文.中国卫生总费用占 GDP 比例的分析与预测研究.华中科技大学，2008：23-25.
[15] 卞琳琳.卫生总费用及控制研究.江苏大学，2010：5-6.
[16] 杨亮.中国政府卫生支出的问题与对策——基于宏观和地区视角的量化分析.武汉大学博士论文，2012.
[17] 国家卫生计生委卫生发展研究中心.2014 年中国卫生总费用研究报告.北京：国家卫生计生委卫生发展研究中心.
[18] 董伟.我国医疗费用过快增长作用机制定量研究.复旦大学，2010：34-36.
[19] 张富局.大型医疗设备引进过程中存在的问题.中国临床医药研究杂志，2007（15）：87.
[20] 张恩科，高敬龙，李帅帅等.医疗设备成本效益分析在大型设备资源配置中的应用价值.中国医学装备，2012，(9) 1：51-53.
[21] 肖海汀，张鹭鹭等.医院大型医用设备利用效率现况分析.中华医院管理杂志，2000，16（12）：716-717.
[22] 崔宏建，谢春先.认真实施区域卫生规划加强大型医用设备管理.中华医院管理杂志，2000，20（8）：46-47.
[23] 雷海潮，毛阿燕.全国大型医用设备技术效率分析.医疗装备理，2002，(1)：17-20.
[24] 张富局.大型医疗设备引进过程中存在的问题.中国临床医药研究杂志，2007，(15)：87.
[25] 陈博文，尹德卢，郝美华等.大型医用设备配置规划方法探讨.中国医学装备.2007，4（6）：8-11.

社会文化与健康
——田野志研究的视角

翁乃群

本文讨论的“健康”源自英文单词“health”。根据“维基百科”的定义，“health”是指生物有机体的功能或代谢效率水平。对人类来说，“health”是指在面对身体、精神和社会挑战时，个体或社群的适应和自理能力。在1948年《世界卫生组织宪章》序言中，对“health”做了更为宽泛的定义。在其定义中，“health”是指“不仅无疾病或衰弱，而且身体、精神和社会生活都完全良好的状态”。世界卫生组织（WHO）的定义引起了较多的争议，主要是由于定义中使用了“完全”（complete）一词，致使其缺乏可操作性。后来，一些学者或机构提出了各种不同的定义，其中新近提出的定义中主要把“健康”（health）与个人满意结合在一起。除了医疗服务外，影响健康的还包括个人的社会背景、生活方式、经济和社会条件以及精神状态等重要的社会文化因素。对人类来说，“健康”远不只是关涉生物体的功能和代谢效率水平，更多的是关涉到诸如政治、经济和社会文化等人类生存的社会环境问题。人类的生物体功能和新陈代谢效率不仅受到生物、生理和自然因素的制约和影响，同时也受到社会文化环境的制约和影响。因此，“健康”问题不仅是生物医学的问题，更是人文和社会科学的问题。反之，“健康”问题也对政治、经济和社会人文有巨大的影响。

早在19世纪中叶，身为医师、分子病理学的创始人、现代公共卫生的先驱、人类学家、政治家的德国人魏尔啸（R. Virchow）就指出：“医学是一门社会科学，政治无非是更大的医学。”他还认为：“医师是穷人的天然律师，很大程度上许多社会问题应当由他们解决。”在他发表上述论断的前一年，他的一位同事纽曼（S. Neumann）就指出：“了解不论是阻碍人们享受生活或是导致许多人夭折的大多数疾病，疾病并非是由于自然物质，而是由于人为的社会环境……从其本质来说医学是社会科学，但在其被真正地认识和承认之前，我们是不能享受到医学的益处的，而只能是满足于它的空壳。”与魏尔啸和纽曼同时代的恩格斯（F. Engels）通过长达近两年的实地观察和对大量档案资料的研究，在《英国工人阶级状况》一文中深刻地分析了造成疾病，尤其是肺结核和伤寒等传染病在当时曼彻斯特英国工人中蔓延的政治经济和社会文化原因。

中国是一个人口众多、疆域辽阔的多民族国家，在地理环境、气候条件和自然生态环境上呈现出高度的多样性。同时，中国的社会文化也是多元的。在社会经济发展上，城乡和地区之间的差距仍非常巨大。在法治建设和政府治理水平上，包括与健康相关的食品、药品、交通和生产安全监管方面，以及环保法律法规的贯彻执行等方面，各地仍存在着明显的差异。在医疗卫生资源的分配上，城乡和地区之间不仅在硬件上，更在软件上存在着严重的不平衡。这些“多元”“多样”“差异”和“不平衡”构成了建设“健康中国”的重要语境。换言之，我国的健康问题是不具有同质性的。因此，在研究我国的健康问题时不能满足于或停留在宏观研究

翁乃群，中国社会科学院民族学与人类学研究所。

上，而是需要有许多微观的“精准”研究。此外，这些研究还需要有多学科的参与。笔者曾在川滇边境的纳日村寨进行了田野志研究。在这些经验的基础上，本文将对以下关涉“健康”问题的情况展开讨论。

一、酗酒问题的地方语境

在我国的一般社会认知中，除了信仰伊斯兰教的民族外，其余的少数民族都有酿酒和饮酒的悠久历史和深厚的酒文化底蕴。饮酒成为少数民族社会文化的重要标签。酒具也成为某些民族的一种物质文化符号。酒不仅是一种饮料，在我国还常被当作养生饮品、治疗病痛或炮制药物的液体媒介，更是社会仪式中用于再生产、凝聚社会关系以及礼尚往来不可或缺的重要媒介或礼物。然而，众所周知，除了上述正面作用外，饮酒过量会给人们的身体和社会带来各种严重的负面问题。根据2015年世界卫生组织（WHO）发布的《2014年酒与健康全球状况报告》（WHO Global Status Report on Alcohol and Health 2014）的数据显示，在我国15岁及以上人口中，人均饮酒的纯酒精含量在2003—2005年为4.9升，而在2008—2010年为6.7升。2008—2010年，男性人均饮酒的纯酒精含量为10.9升，女性人均饮酒的纯酒精含量为2.2升。2010年，在全国15岁及以上的男性中，曾偶尔大量饮酒（在过去30天内至少曾有一次饮酒时的纯酒精含量达60克或以上）者占14.2%，在女性这一比例为0.7%。大量饮酒者（包括男性和女性）占全国该年龄区间总人口的7.6%。2010年，在15岁及以上饮酒人口中，男性的人均纯酒精饮酒含量为18.7升，女性为6.7升。在2010年15岁及以上人口中，在12个月内酒精依赖和饮酒过量的男性人口占全国该年龄段男性人口的9.3%，而患有酒精依赖的男性人口占全国该年龄段男性人口的4.5%。而在女性人口中，上述数据则分别为0.2%和0.1%。在全国15岁及以上总人口中，酒精依赖和饮酒过量的人口占4.9%，而患有酒精依赖者为2.4%（在西太平洋地区该数据分别为4.6%和2.3%）。2012年在全国15岁及以上的人口中死于肝硬化的男性为9.9人/10万人口，女性为5.8人/10万人口。上述因肝硬化死亡的男女，与饮酒有相关性的百分比分别为73%和59.8%。因交通事故死亡的人数，男性为30.5/10万人口，女性为15.6/10万人口。其中与饮酒有相关性的百分比分别为22.2%和4.4%[1]。

在1987年、1988年和1989年晚秋和冬季，笔者曾多次深入川滇边境的凉山彝族自治州所属的盐源县、木里藏族自治县和丽江市宁蒗彝族自治县的几个乡镇村落开展了长时段的人类学田野调查。10年后，在1999年冬季到2013年秋季，笔者又曾先后多次深入上述地区开展田野调查。当踏入上述县、市农村地区时，笔者就会目睹和体验到该地区各族群浓厚的酒文化。走在路上时，或在村民家住宿和做客时，或是正逢年节和平常日子，或者是遇到村民举办婚丧红白喜事时，或者是祭神、拜祖及祛病除秽仪式，都少不了要消费大量的酒。其中，每逢重大节日和红白喜事时消费的酒量最甚。各村户都要准备大量的自酿香醇美酒用于款待亲朋好友或供奉神灵和祖先等。自酿黄酒或自“烤”（当地汉语方言，意为蒸馏）白酒是逢年过节和红白喜事时亲戚间用于维系亲属关系重要的交换礼物。在一个多民族乡，村民外出时，尤其是男性，不论是徒步还是骑骡马，行囊里通常会带有自酿黄酒或买来的啤酒或白酒。每每在途中遇到熟人，他们都会互相问候，并拿出各自所带的酒互相敬酒[2]。

由于属于山区，村民自酿的酒多用玉米、大麦或青稞制成。酒曲是自制的。把从山上采来的草药在石臼里舂碎，与谷类面粉混在一起并揉成大枣状。待其发酵酶化后，就用细麻绳穿起，挂在屋里的墙上和屋梁上储存备用。村户酿制黄酒、烤制白酒以及事前制作酒曲的事务通常由家中主妇一人操作。每个家里都有大铁锅、多个较大的陶制缩口坛和大甑子等用来酿酒或烤酒的工具和容器。除了自家或亲属家中有红白喜事或逢年过节外，平常，尤其临近农忙季节，她们也会事先准备黄酒或白酒以供农忙时消费。在他们的社会体系中，生活较为殷实的村民家中都会备有自制黄酒和白酒，也会因此而获得他人的赞誉。这些家庭的主妇也会因此而受到村民的夸赞。在日常闲谈中，村民常会对各家酒的味道评头论足。实际上，这些都构成了村民对各家家庭的经济和生活能力水平进行评价的重要指标。

值得指出的是，在这种自给自足的传统社会经济生活中，各村家户每年酒的消费量，一方面受制于各户当年的粮食收获量，另一方面，又与各家主妇是否能干和具有较好的管理能力密切相关。也就是说，这些地区对酒的消费存在以村户为单位的自我控制力，而各村户酒的消费量则是由其主妇所掌控。20 世纪 80 年代初，上述地区的农村全面实行了家庭生产责任制。与此同时，农村商品市场也逐步得到了发展。到了 80 年代中期，商品酒，包括外来的各种瓶装酒和乡镇个体小酒坊生产的散装白酒进入了乡镇和村落的小商铺。各社区对酒消费的原有自身控制力便逐渐被削弱。起初，一些手上握有现金或固定经济收入的人（如乡镇干部、教师、乡镇卫生所医师和乡镇供销社工作人员等）成为首先得以冲破社区内部原有的对酒消费控制力而消费商品酒的群体。直至 90 年代，随着从事非农业劳动的村民越来越多，尤其是男性成员，他们拥有的现金也越来越多。他们对酒的消费也不再完全依赖于自酿酒。这样，原来由主妇集体主掌的社区酒消费控制权便走向了末日，从而也造成了对酒消费的失序。调查显示，在这些地区乡镇和村寨的小商铺里，酒和烟是销售量最多的商品，可占全年商品总销售额的 70％以上。

在笔者调查的村落社区里，酒消费的失序最初主要是发生在少数民族公职人员，即少数民族精英层中。与普通村民相比，他们拥有的社会身份更多，集多种角色于一身。除了作为家户成员（如儿子、女儿、丈夫、妻子、父亲、母亲、女婿或媳妇等）的身份或角色之外，他们还有公务员、公职人员、教师或党员等身份或角色而成为民族的精英。在许多场合，面对本民族与主流社会的文化差异，尤其是在人观（指对人的整体认知）、宇宙观、价值观、伦理道德、声誉体系和宗教信仰等方面的差异时，或面对由于多重身份或角色而身负不同的社会责任时，往往使他们深感困惑和不知所措，并产生一定的心理障碍和难以排解的压力。于是，饮酒便成为他们排解压力的麻醉剂。

在特定的社会风气背景下，喝酒还被许多乡镇基层干部当成应对上下级关系，以及与外界社会进行沟通、公关并建立“良好”关系的有效方式。正是在上述多种社会文化因素的作用下，笔者曾遇到较多的因长期饮酒而患有酒精依赖和出现严重健康问题的干部。自 1988 年以来，笔者先后结识了患有因饮酒引起严重健康问题的 13 位有工资收入的公务人员。他们都是来自某乡的两个村寨。这个乡的总人口不足 2000 人。1988 年时，这两个村寨的人口分别只有 205 人和 319 人。在这 13 人中，有县级干部 1 人，乡级干部 1 人，区医院医师 1 人（后调到县医院），县防疫站医师 1 人，区中学职工 1 人，乡卫生院医师 1 人，乡小学教师 3 人，乡炊事员 1 人，乡供销社职工 2 人，乡小水电站工人 1 人。到了 2008 年时，13 人中已有 8 人亡故。其中，亡故时有 4 人为 30 来岁，2 人 40 来岁，而另外 2 人只有 50 来岁。值得指出的是，该调查数据只是来自该乡两个村寨（3 个村民小组）。其中所涉及人口也只是全乡人口的 1/3 左右。

改革开放后，随着外来的商品酒进入这些地区，以及乡、镇内小型个体家庭酒坊的重新兴起，社区逐步丧失了对酒消费的自我控制力。在这些偏远地区，食品卫生监督机制完全缺失，使市场假酒和“毒酒”的流通毫无障碍。加上前面所述的部分少数民族精英具有的心理困惑和压抑，便造成了他们对酒精的依赖，从而引发身体器官和神经系统的损伤甚至导致早逝的严重卫生健康问题的重要背景。虽然与这些精英聊天时，他们往往会提及市场上不乏假白酒，但因为酒瘾、心理压抑、收入有限和缺乏辨别假酒的能力，使他们完全丧失了拒绝假酒的自制力。

二、两个村寨的“社会文化病理学”

每一种社会文化对“病痛”都有自己的认知和“病理”上的解释。或许可以将其称为“社会文化病理学”，以有别于基于解剖学的“病理学”。与其他传统社会一样，在两个纳日人村寨里，许多病痛被视为与鬼神如水井菩萨有关。当村民患病时，其家人往往就会认为是水“井”（实指泉水口）菩萨染病后将病痛转给了村民。于是，他们需请 *da ba*[3] 首先确认是村寨的哪一口水井出了问题，然后就设坛做法，为那口水井的水井菩萨驱鬼除秽，以达到为患者治病的目的。其仪式过程繁杂，用时漫长。根据病痛轻重和“病理”差异，用时从数小时至数日不等。其中包括祈求各路神灵和家屋祖先亡灵帮助和护祐。他们向神灵和祖先供奉五谷、糌粑、酥油、牛奶、茶水和蜂蜜等，以及用烧高山大叶杜鹃的枝叶产生的浓烟驱秽治病，用点燃的松枝、柏香和各种香枝的袅袅轻烟怡悦神灵和祖先亡灵，还要周而复始地吟唱冗长的“经文”。

在纳日人的认知中，不得好死者，即非正常原因而亡者，其亡灵就会变成萦绕生者的孤魂野鬼。幼儿出现夜里哭闹、发热、厌食或惊厥等则多被认为是在周围游荡的孤魂野鬼所致，需要请 *da ba* 施法驱鬼除秽。在仪式中，一方面，给孤魂野鬼供奉食物加以慰籍；另一方面，以颂扬神灵和祖先亡灵的强大威力恐吓那些孤魂野鬼，使其停止骚扰。若出现类似脑卒中、半身不遂、失语或不省人事等病痛，则村民多认为是由于天上的恶煞所致。其治病仪式更加复杂，更费时、费力，并且花费更多，以祈求神灵和祖先的护佑。

在纳日社会中，还将一些“病痛”归因于中了“蛊”毒。在笔者的调查中发现，村民所谓的中“蛊”症状多为我们所说的胃肠道疾病和肝胆疾病所致的腹胀、厌食、疲乏体虚、眩晕和消瘦等。纳日社会中有些家户被认为是有“蛊”的。在他们的“蛊”信仰中，有“蛊”的家户主妇被认为具有对人或牲口放“蛊”的魔力。中了“蛊”毒的人就会患病，并难以治愈。纳日村民认为，西药或中药对治疗中蛊的病痛是完全无效的。据说只有个别 *da ba* 或喇嘛掌握了治愈中蛊毒的方法。方法包括草药制品和治病仪式。一位纳日医师曾告诉笔者，据他了解，*da ba* 或喇嘛用于治疗中“蛊”病痛的草药包含促泻的成分。其实，类似的“蛊”信仰在许多社会文化中仍有不同程度的流行，并继续对人的社会行为包括健康实践具有影响。在田野调查过程中，笔者发现，在这些社会文化中都有相似的对有“蛊”的人和麻风病患者采取规避态度的俗语。实际上，“蛊”的信仰是排解社会张力的一种社会机制。在现代社会里，它多被视为“迷信”。人们对有“蛊”的人的规避和排斥通常会被视为“社会歧视”行为。

虽然在民国时期西医知识开始被传播到纳日人聚居区的县城周边，但对于居住在村寨的纳日人来说，他们开始接触生物医学的时间大概是在 20 世纪 60 年代后期。也就是说，在此之前纳日人的“病痛”只是依靠民间传统草药、*da ba* 和喇嘛举行的祛病仪式。虽然时至今日，纳日人聚居区仍属于缺医少药地区，但大多数纳日村民在出现了“病痛”后一般也会寻求现代的中、西医治疗方式。但值得指出的是，村民在寻求现代医疗的同时，他们从未放弃原来祛除“病痛”的传统仪式方法。在缺乏 *da ba* 的村寨，原来由 *da ba* 负责的祛病除秽的仪式多由喇嘛仪式所替代。

三、人观、信仰与村民的就“医”方式

对于人类学来说，“人”（person）的概念是由社会文化界定的。换言之，不同的社会文化或族群都有着自己的关于“人”的概念。不同的“人”的概念构成了不同的“人观”（personhood），以及与此密切相关的不同伦理道德、惯习和行为的重要意识基础。例如，在川滇边境泸沽湖周边纳日人的传统社会里，“家户领域”则是人们最主要的社会导向，而“公众领域”则是非常有限的。在他们的“人观”中，每一个人首先是其家屋的一名成员。因此，作为社会的一份子，最重要的是当好一生中不同的家屋角色：儿子或女儿、兄弟或姐妹、母亲或舅舅（爸爸）、祖母或祖父等。家屋的兴旺、家屋成员的和睦和平安以及家屋先祖的安宁，是作为“人”一生的最大祈愿和行为首责。

在纳日人的观念中，活人的世界与祖先的世界之间是紧密相连且互相依存的。前者来自于后者并始终需要得到后者的护佑，而后者则需要前者的不断供奉和祭祀。活人的世界所在的空间是在名为 *Si bu a na wa* 的祖源地的不同村寨，而祖先的世界者所在的空间则是当下的家屋和所在的村寨。这些理念每每都在由 *da ba* 主持的家屋祭祀、驱鬼除秽或治病仪式中被反复用言语和动作表述出来。纳日人不仅要在自己家屋的经济生产活动中做好自己的角色，也要在上述仪式中尽好自己的职责。

纳日人死后（幼年夭折者除外），其亡灵都要通过葬礼仪式被送回祖源地以与先人亡灵团聚。这是死后其亡灵得以被家人供奉和祭祀，而不会成为无家可栖的孤魂野鬼的必要条件。值得指出的是，只有死在家屋的成员，其亡灵才得以被送回祖源地。在纳日人的信仰中，如果死在家屋之外，则不得将其尸体抬回家屋，从而也不能在家屋里举行葬礼和送魂仪式。与许多社会文化相似，纳日人将死亡分为“好死”和“不好死”两种。对于因衰老病故或通常认为的正常死亡，只要是在家屋里去世的，均被视为“好”死。对于非正常死亡（如因事故、自杀或他杀而死），则不得将尸体抬进家屋举行葬礼，通常是就地火葬。也不能将这些非正常死者的亡灵送回祖源地，其名字被排除在家屋祭拜供奉的祖先系谱之外。因此，由于他们得不到后人的供奉和祭祀，于是就成为了孤魂野鬼。正因为如此，年长体弱者通常都忌讳离村外出，甚至不愿离家外出。也正因如此，老年人对上医院看病通常会有严重的思想障碍，尤其是需要住院治疗时。当然，路途遥远、交通不便以及经济条件也都造成了村民求医的障碍，但上述人观和信仰仍是阻碍老年人和重病患者出远门求医的重要原因之一。

四、结语

健康问题从来就不仅仅是身体、疾病和治疗问题，而是包括政治、经济、社会文化以及人们对其生存的自然和社会环境的自身感受问题。健康问题不仅属于生物医学、中医学（在中国）研究的领域，更是人文和社会科学研究的重要领域。因此，建设“健康中国”是一个关涉社会多部门的系统工程。在实施的过程中不仅需要各级政府多部门的参与，也需要民众和社会团体积极、主动地参与。

中国是一个人口众多、疆域辽阔的多民族国家。文化上的多元，地理、气候和自然生态环境的多样，城乡间和地区间社会和经济发展的不平衡，医疗卫生资源分配的严重不公等，构成了“健康中国”建设的重要背景。因此，“健康中国”建设既需要开展宏观的社会文化研究，更需要

开展许多具体、微观和“精准”的社会文化研究。

参考文献

[1] Ackerknecht EH. Rudolf Virchow：doctor，stateman，anthropologist. Madison：University of Wisconsin Press，1953.

[2] 恩格斯．英国工人阶级状况//马克思恩格斯全集．第2卷．北京：人民出版社，1956.

[3] Margaret L. The politics of mid-life and menopause：ideologies for the Second Sex in North American and Japan//Lindenbaum S，Lock M. Knowledge，Power & Practice：California：University of California Press，1993：330-363.

基本医疗服务定价要考虑人权标准
——评“给人看病不如给狗洗澡暴露医疗价格扭曲”

黄清华

人权标准要求基本医疗服务必须是所有人都能负担得起。与较富裕的家庭和人群相比，较贫困的家庭和人群不应该负担不相称的医疗费用。对身体或生理脆弱的人群而言，应实行有针对性的健康保护。基于人权标准，建立医疗价格“好的制度”，要综合考虑社会大众群体的税负和承受能力、社会弱势群体的支付能力、政府的公共财力和宏观分配政策、人群疾病谱和主要的健康问题，以及医疗公共资源公平分配的伦理因素等方面。进行定价机制建设时，应当建立由政府组织协调的医保、医院与患者权利组织等利益相关人协商谈判定价机制，才能使各方的利益达到基本均衡。

一、一篇引起热议的文章

2016年4月8日，《人民日报》刊登了白剑峰先生的一篇文章——《给人看病不如给狗洗澡暴露医疗价格扭曲》，在国内引起热议。仔细读来，该文不乏合理和可取之处。例如，该文认为“一个好的医疗制度，可以让坏医师变好；一个坏的医疗制度，可以让好医师变坏”“让医师堂堂正正地靠技术吃饭，获得有尊严的阳光收入”“让国家少花钱、患者多受益”。

问题在于，如何建立医疗服务价格“好的制度”?

文章首先拿宠物医院的收费价格与北京三甲医院的收费标准进行比较，得出“诊断”结论：“人的生命如此宝贵，而医师的劳动却如此低廉，实在不相匹配。给人看病不如给狗洗澡，充分暴露了国内医疗价格的扭曲。”

然后，作者开出了“处方”：“政府应转变观念，逐步放开医疗价格管制，建立医保与医院协商谈判的定价机制，让医师的技术价值得到合理回报。在此基础上，加快改革医保支付制度，推动医疗行为回归理性。”

文章以为这样就可以“用最少的费用解决问题”，从而变“浪费型医疗”为“节约型医疗”。

笔者认为，以上“诊断”和“处方”事关重大公共政策问题，并且存在一些似是而非的观点，需要从理论上澄清，在实践上加以注意，并引起相关方面的重视。

二、不应忽略基本医疗服务的人权标准

根据我国政府批准和加入的国际人权公约及其相关权威性解释文件，医疗服务的人权标准包括经济标准、伦理标准和文化标准三个方面。其中，经济标准要求：①通过政府和社会的努力，基本医疗服务必须是所有人都负担得起。②与较富裕的家庭和人群相比，较贫困的家庭和人群不

黄清华，同济大学法学院。

应该负担不相称的医疗费用。③即使在资源严重短缺的时代，社会弱势群体的成员也必须获得成本相对较低、有针对性的方案的保护。

前文拿宠物医院的收费价格说事，说明作者完全没有考虑到基本医疗服务的特殊性，即公共产品、公益性和人权标准问题。这样的“诊断”当然容易招致非议。

基本医疗服务涉及人的基本生存需求，是现代文明国家最重要的公共服务，具有公益性，即基本医疗服务不仅应当不以营利为目的，还要求“通过政府和社会的努力”，让“所有人都负担得起”。因此，基本医疗服务定价不应当市场化。这与宠物医院提供的服务存在本质上的区别。后者提供的是一种具有私益性的私人产品，以满足少数（富裕）人群的特殊需求，服务价格可完全由供需双方自由调节。

基本医疗服务存在国际法上的人权标准问题，是我国医改时应当考虑的一个基础性规范要求。人权标准产生于人作为一个特定社会的成员，所享有的被政府和社会当作人（而非动物）对待的权利。这种生存和发展性质的权利，对于个人而言，具有平等性，不因出生、性别、家庭状况、财产状况、宗教信仰和社会地位等方面的不同而有所区别。这是现代文明社会的标志。宠物医院提供的服务显然不存在这样的伦理和政治要求。

基本医疗服务的人权标准使公立医院医护人员的劳动显得“低廉”，这并不奇怪。在英国、意大利和印度等实行国家卫生服务的国家，对属于国家卫生服务范围的“医师的劳动”，患者无须支付任何报酬，全部由国家负担（不含门诊处方开的药品）。在国家卫生服务的理念中，患者作为现时和未来的纳税人，其以各种形式所缴纳的税款就是获得国家卫生服务的“对价”，公立医院医务人员的劳动报酬问题由国家解决。

由此可知，再富裕的国家也不可能给公立医院医师支付太高的金钱。例如，在英国，医学博士毕业后担任临床医师，月收入为 2000 英镑出头，最高级别的医师大约为 8000 英镑，大多数专家型医师的月收入在 4000～6000 英镑。按照英国的房价和物价水平，这样的收入能够使医师过上基本体面或体面的物质生活。医师的尊严和荣誉则取决于其专业造诣和职业伦理水平。这一点值得医改决策者注意。

在法国、日本和德国等实行医疗保险制度的国家，政府为了满足（基本）医疗服务的人权标准，对医疗服务的定价实行特殊政策，包括对社会弱势群体的成员实行有针对性的保护方案，让较贫困的家庭和人群承担较少的医疗费用，并且为此建立了利益相关人协商谈判机制，并不完全交由市场决定。其目的就是让所有人都负担得起（基本）医疗服务。例如，法国将基本医疗保险范围扩大到不享有任何社会保障的人员。只要就医者能证明自己长期居住在法国，即有权享有基本医疗保险。在基本医疗保险范围内，政府实行免费医疗服务。

因此，该文章拿“给人看病”与“给狗洗澡”进行对比，以此探讨建立医疗服务价格“好的制度”，试图说明提高（基本）医疗服务价格的必要性，在国际上只能贻笑大方，成为某些国家质疑我国人权问题的口实。

世界银行公布的各国总税率（total tax rate）情况显示，2014 年，中国的总税率为 64.6%，排名第 19 位，略低于排名第 13 位的法国（66.6%）、第 17 位的意大利（65.4%），稍高于排名第 24 位的印度（61.7%），明显高于日本（51.3%，第 38 位）、德国（48.8%，第 47 位）、美国（43.8%，第 64 位）和英国（33.7%，第 115 位）。然而，根据世界卫生组织（WHO）的评估，我国卫生体系的服务质量和效能不仅远远低于拥有世界上最好的卫生体系的法国、意大利和日本，远远低于低税率的英国，而且还落后于人口规模与我国相似的印度。

这表明，我国在实行高税率的同时，卫生体系的服务质量和效能并没有得到相应的提高和改善。在这样的背景下，面对有人再主张通过提高医疗服务价格来“推进”医改，的确需要慎重对待。

三、什么是医疗服务价格“好的制度”

由于“诊断”有缺陷，该文开出的“处方”自然也存在不少问题。

第一，该文建议政府转变观念，逐步放开医疗价格管制。如果该文所说的“转变观念”就是要放弃基本医疗服务的公益观和人权标准，“放开医疗价格管制”就是实行市场化定价，政府当“甩手掌柜”，无疑就是大错特错。这些年，在对社会公共产品进行市场化的同时，相应的调节机制和配套措施跟不上，让较贫困的家庭和社会弱势群体吃尽了苦头。

远的不说，就拿基本药物价格来说，自从 2015 年 6 月放开价格行政管制后，由于医药企业、医院与患者权利组织（目前在我国还没有该组织，亟须立法推动建立）参与的三方协商谈判定价机制没有及时建立起来，对药品价格的法治管理跟不上，基本药品不仅价格大幅度上涨，而且生产、流通、供应和使用状况并没有得到改善。在 500 多种基本药品中，有的地方存在“350 种缺货”的情况。更令人难以置信的是，随着价格大幅上涨，药品的疗效反而明显下降。有的患者说：“原来吃几颗药，现在要吃一把。”在“精英”主导的市场化改革中，较贫困的家庭和人群看病贵的问题更加严重，有些人连生存都很困难。这显然背离了改革的初衷。

与基本药品一样，基本医疗服务也属于民生产品，并不存在供需双方力量对称的市场，否则供方极易通过行业联盟垄断市场，追求行业垄断利益。因此，对于基本医疗服务，政府无论是否逐步放开价格管制，都需要考虑到基本医疗服务的人权标准，立法明确基本医疗服务作价原则，应当综合考虑社会大众群体的税负和承受能力、社会弱势群体的支付能力、政府的公共财力和宏观分配政策、人群疾病谱和主要健康问题以及医疗公共资源公平分配的伦理因素，使所有人都负担得起，并使身体较弱的部分人群获得费用减免的基本医疗服务。

第二，该文提议“建立医保与医院协商谈判定价机制”。在政策学上，进行“协商谈判”时必须是所有利益相关人（通过其代表）的“协商谈判”。否则，一部分利益相关人的利益完全有可能被谈判者出卖。

谁是基本医疗服务的利益相关人？无疑，除了医保机构——医院和医师外，还有患者群体和政府。政府的角色比较特殊，既是利益相关者（因涉及公共财政支出），又是社会的组织领导者。正确的做法应当是建立由政府组织协调的医保、医院和医师以及患者权利组织三方协商谈判定价机制。政府绝不能当“甩手掌柜”。当基本医疗服务价格不能通过利益相关各方协商谈判确定时，政府应当承担起政治责任和社会建设责任，平衡各方利益，作出决定，包括必要的财政安排。这是实行医疗保险制度的发达国家的通行做法。

在我国要想建立患者权利组织，当务之急是制定患者权利法，以明确患者在接受医疗服务过程中的权利与义务，规定患者权利组织的性质、产生程序、职责和活动范围，明确其组织章程的基本内容，确保患者能够通过患者权利组织行使知情同意权、医疗服务监督权和健康决策参与权等健康相关权利。通过患者权利组织依法参与基本医疗服务价格决策等活动，可以让患者进一步懂得如何与医院打交道，如何尊重、理解和配合医护人员。这对我国医疗领域的社会建设十分重要。

因此，我国要想建立医疗价格“好的制度”，应当立足于基本医疗服务的人权标准，从基本医疗服务价格的作价因素和定价机制上加强建设。

四、医改需要内外兼修

该文天真地以为，提高医疗服务价格后，只要“改革医保支付制度”，就可以“推动医疗行为回归理性”。为此，该文似乎为医改建设“节约型医疗”指出了一条明路：在疾病诊断阶段，按项目付费；在明确诊断后的治疗阶段，按疾病诊断组或按结果付费，“实行打包付费，超支自付，结余自留，倒逼医师节约成本”。

应当说这是一个美好的愿望。殊不知，在一个唯利是图的社会里，提高医疗服务价格后，部分医院或医师就可能有更明确的动机，“合理地”怀疑就诊者患有多种疾病（并发症和合并症等），于是按项目收费逐一诊断，然后，再“合理地”诊断出多种疾病。这样，医院或医师先按项目收取检查诊断费，再按“查出”的多种疾病诊断组或按结果收取治疗费，在医改博弈中赢得利益上的大满贯，而让基本医疗服务需求方的利益受损。究其原因，对于医师专业上的自由裁量权（即自主权），外部力量是很难干预的，或者干预的成本太高，古今中外皆是如此。

在医疗管理层面，盲目地提高医疗服务价格，还有可能助长医疗垄断行为。例如，有的地方要求小学生入学体检时必须到某家“三甲”医院进行；为了争夺垄断利益，大型医院在人才和药品配置等方面弱化社区医院或社康服务中心的服务能力，人为地制造群众就医困难。这对于加强基层医疗服务以及建立分级诊疗制度较为不利。

其实，中国的医改是一个涉及全社会的系统工程，必须综合实策、内外兼修。不仅需要从制度上建设先进的卫生体系和现代医院制度，包括建立基本医疗服务价格和药品价格上“好的制度”，以此破除以药养医和以药富医，让医师“获得有尊严的阳光收入”，还要建设服务型政府与平权社会，建设廉洁政府与节约型社会，破除整个社会唯利是图的倾向。否则，医疗机构和医师难以独善其身。深究其因，“节约型医疗”存在于节约型社会中，而节约型社会又离不开廉洁政府，廉洁政府则诞生于服务型政府与平权社会。

如果不能一并解决这些根本问题，即使通过价格改革破除了以药养医和以药富医，医疗机构和医师肯定还有其他办法“养医”或“富医”，获取不阳光的收入，如让患者做不必要的检查和手术，采取“创新”疗法，或者进行花样翻新的医疗垄断行为，等等，尤其在决定是否提高基本医疗服务价格时更是需要警惕这一点。

为此，决策层不妨把医改目标定位得更高一点。不仅为群众提供安全、有效、方便和价廉的医疗卫生服务，还要深入挖掘基本医疗服务对促进平等和人权，以及对实现社会公平和可持续发展的价值。有了这样高远的目标，政府在组织和提供基本医疗卫生服务中，就会深刻体会和尊重患者的意志，通过立法鼓励患者有组织地参与健康决策，实现健康推广与合作的重要性。

以这样的思想观察医改，我们就会思考以下问题：目前确实有一部分医务人员的收入偏低，但这究竟是“医疗价格扭曲”造成的，还是医院内部分配不公的后果？弄清楚这一问题，对于号准医改的“脉”并选准医改的行动路径是十分必要的。必须明确，从社会公平和可持续发展的角度来说，一味地依靠提价“推动”的医改，既不公平，也不可持续。

总之，要想建立医疗价格“好的制度”，则要求决策参与者不仅能“站在天安门上看问题”“坐在四合院里想问题”，也能蹲在田间地头琢磨问题。这样才能使各方利益达到基本均衡，才有可能“团结一致向前看”。

公立医院现行药品集中采购模式属性及其法治化初探

刘　颖　王　岳

药品是关系民众健康的特殊商品，对其采购和使用是基本医疗保障机制供求关系的重要环节，一直备受社会各界的特别关注。自 1993 年以来，中国公立医疗机构的药品采购方式从分散转为集中，具体形式历经多次变革，目前已形成以政府为主导、以省为单位的集中采购机制。2015 年 2 月，国务院办公厅出台了《国务院办公厅关于完善公立医院药品集中采购指导性意见》，明确指出要坚持以省（自治区、市）为单位的网上药品集中采购方向。长期以来，公立医疗机构的药品采购主要是依据国家有关政策，与规范意义上的政府采购各行其是，并行不悖。公立医疗机构的药品采购的实施已有数年，其效果及社会评价褒贬不一。如何界定现行药品集中采购的属性，如何在依法行政的背景之下，将其纳入实质法治的轨道？本文拟围绕以上问题进行相应的探讨。

一、现行公立医疗机构药品集中采购属性的类型化分析

承载着遏制药价虚高、保障民众用药可及性、规范购销秩序以及消除购销腐败等诸多使命，中国的公立医疗机构药品采购方式经过多年的探索，迄今基本形成了政府主导、省级统一集中采购平台的主流做法，但其正当性的依据主要源自中央和各地政策，内容和形式并未在现有的政府采购法律框架内得到相应的呼应，药品集中采购的法律属性是一般的买卖合同行为还是政府采购行为，至今在理论界和实务界尚未达成共识。笔者拟从采购主体、采购客体、资金来源和采购目的等方面予以类型化分析。

1. 公立医疗机构药品集中采购的主体

在全国各地，现有的公立医疗机构药品集中采购的具体运行方式有数种，占主流的方式是将其分为基本药品（含国家基本药品和省补录）集中采购和非基本药品的集中采购，两者的采购主体在形式上有所不同。

自 2009 年国家实施基本药品制度以来，主要是在基层公立医疗机构层面，由各省（自治区、市）政府卫生行政部门主导，建立省级统一采购平台，由医疗机构委托各省医药采购中心作为合同当事人，各医疗机构上报用药计划，将资金统一上缴，资金统一给付，药物统一配送。为了防止出现资金周转困难，各省开始试行由地方财政拨付相应的周转资金。

非基本药品集中采购，则是在省级统一采购平台上挂出中标的具体药品，统一价格，由各个医疗机构与供货方签订合同，确定药品的具体数量和规格，并由各个医疗机构各自结算价款。实际上，各个医疗机构是作为非基本药品采购的主体。

刘颖，北京大学公共卫生学院；王岳，北京大学人文研究院。

2. 药品集中采购的三类客体

按照国务院现行文件规定，医院使用的所有药品（不含中药饮片）均应通过省级药品集中采购平台采购。作为公立医疗机构药品采购客体的药品，分为以下几种类别：一是基本药品。自2009年以来，开始实施国家基本药品制度，原卫生部及卫生和计划生育委员会（简称卫计委）先后两次颁布国家基本药品目录，对于未录入的基层常见病和慢性病用药，允许省级人民政府统一增补本省（区、市）目录外药品品种。依据现行政策规定，在国家举办的基层医疗机构全部配备和使用基本药品，其他各类医疗机构必须按规定使用基本药品。基本药品实施零差价，全部列入医疗保障药品目录甲类，予以高比例报销。药品零差价所致亏空，通过医院提高医疗服务费用和国家对于药品零差价造成的政策性亏损给予补贴的途径予以填补。二是基本药品以外的其他医疗保障目录药品，自实施城镇居民医疗保障、职工医疗保障及新型农村合作医疗三种医保制度以来，随着国家和地方政府相应投入的增加，形成了国家和地方两套医疗保障药品目录，分为甲、乙两类，报销比例不同。三是除上述两类药物以外的其他药品，属于患者完全自费药品。

3. 采购资金来源构成

从药品采购的资金来源看，实际上可以分为以下几类：一是主要或部分来自政府补贴。这类药品是指医疗保障目录下的药品，包括基本药品和其他医疗保障药品。在国家基本药品制度架构下，政府对于承担首诊及实施基本药品制度的主力军——基层医疗机构予以政策上的倾斜，对于政策性亏损，在绩效考核的基础上，通过政府财政予以补足，并将基层公立医疗机构的人员工资及机构运行成本纳入政府预算。基层医疗机构的收入构成主要来自医疗保障基金给付的服务收费和列入财政预算的政府补贴。基本药物的采购资金主要来自政府补贴和医疗保障基金。就医疗保障目录下的其他医疗保障药品而言，尽管因地而异，因三种医疗保障形式的区分，报销的比例不同，在医疗保障领域，中央和地方政府的投入不断增加，政府财政兼补供方和需方。2014年，全国城乡居民基本医疗保障政府财政补助标准已增加到人均320元，2015年计划将此标准提高到人均380元。尽管目前中国基本医疗保障的参加者在个人自付方面所占比例仍然相对较高，政府补贴逐年增加以及三种医疗保障形式的合一已成为不可扭转的趋势。基本药物以外的医疗保障药品的采购资金包含了部分政府补贴。今后随着经济社会的发展，还将增加政府补贴比例。二是来自医疗机构自身的经营收入。对于医疗保障目录以外的其他药品，因不涉及医疗保障报销，其资金主要来自医疗机构的经营收入。

4. 采购目的

在当代社会，全民医疗保障被作为国家为人民提供的公共产品，体现了对人民生存权的保障及政府的公共服务职能。对于医疗保障目录药品包括基本药品的采购而言，其作为基本医疗保障制度实施的环节之一，服务于全民医保的实施，不以营利为目的。对于医疗保障目录以外的其他药品的采购而言，则不必回避其营利目的，显然属于医疗机构的商业经营活动。

综上所述，在医疗领域各项改革尚在试水的现实情况下，就目前的公立医疗机构药品集中采购而言，不同层级的医疗机构，不同的药品类别，加之采购资金来源和采购目的不同，药品采购的性质很难整齐划一，而是呈现不同的属性。对于医疗保障目录内的药品特别是基本药物采购来说，其采购资金主要来自政府补贴及含有政府补贴的医疗保障基金，采购的目的是服务于作为国家给付行政内容之一的基本医疗保障的实施，不具有营利性质。另外，作为采购主体的公立医疗机构，在此类药物采购中，体现了其作为公立医疗机构的公益性质。这类药物采购的性质不同于一般的市场交易行为，更多地带有公共采购的属性。对于医疗保障药物目录以外的药品，其资金来自患者的自付。这类药品的采购属于医疗机构的市场交易行为。换而言之，公立医疗机构在履行其基本的医疗保障职能之外，作为独立法人，亦适用市场经济规则。

二、药物集中采购与规范意义上的政府采购之比较

如前文所述，目前的公立医院药物集中采购的主要合法依据来自国家的相关政策，作为已实施数年的公共采购方式，虽然也曾被考虑纳入政府采购，但至今并未真正被纳入现有的政府采购法律规范调整的范围。以下就药物采购与政府采购的关系进行梳理。

1. 政府采购的特征

国内外学术界和实务界对于政府采购的界定有多种说法，众说纷纭。总结其共同特征，无外乎以下几点：一是采购主体是公共部门。与私人部门不同，公共部门承担了一定的公共职能或被赋予了一定的公共职能。二是使用公共资金或者财政资金，即通过公共途径取得的资金或依照预算口径管理的资金。三是采购目的为非营利性质。其目的包括两个：一是满足自身运转的需要；二是满足政府提供公共产品或公共服务的需要。在中国，依据《中华人民共和国政府采购法》（简称《政府采购法》）的规定，规范意义上的政府采购界定为各级国家机关、事业单位和团体组织，使用财政性资金采购依法制定的集中采购目录以内的或者采购限额标准以上的货物、工程和服务的行为。

2. 药物集中采购与政府采购模式的比较

尽管从以上分析来看，基本医疗保障目录下的药物，特别是基本药物的采购，更多地呈现出共采购的特征，但实际上迄今仍未被纳入规范意义上的政府采购目录及实施政府采购程序。对于药物采购和政府采购的关系，目前学术界有截然不同的两种说法：一种认为两者是性质完全不同的行为，互不相干。理由是，药物采购由公立医院经营性收入自付，不属于财政性资金。两者只是在某些外在运作形式上具有相同之处，比如都可以采取招标采购等方式[1]。另一种说法则认为公立医疗机构的药物采购一概属于政府采购，认为公立医院是依赖国家财政支出的事业单位，其原始积累的形成与派生收益均属于财政性资金，因而公立医院的采购行为也是政府采购行为[2]。笔者认为不能一概而论。一般认为，要从采购主体、采购资金以及采购目的上来看是否属于政府采购。

（1）采购主体。从中国《政府采购法》对于政府采购主体的规范性界定来看，政府采购的主体并不一定是政府部门。该法第二条第二款规定："本法所称政府采购，是指各级国家机关、事业单位和团体组织，使用财政性资金采购依法制定的集中采购目录以内的或者采购限额标准以上的货物、工程和服务的行为。"该法所规定的政府采购主体主要包括：国家机关以及有权使用财政资金的事业单位和团体组织。就药物集中采购而言，无论是基本药物还是非基本药物，如果采购主体为政府主导的采购中心以及作为事业单位的公立医疗机构，则此类采购主体与规范的政府采购主体并无性质上的差异。

（2）采购资金。政府采购使用财政性资金。何为财政性资金？在《中华人民共和国政府采购

法实施条例》（简称《实施条例》）中，对财政资金的解释为被纳入预算管理的资金以及根据法律、法规规定纳入财政管理的其他资金。在实践中，界定为财政性资金的实际范围更大。比如，在国家财政部和国家税务总局联合发布的《关于财政性资金行政事业性收费政府性基金有关企业所得税政策问题的通知》财税［2008］151号）中，将财政性资金定义为：企业取得的来源于政府及其有关部门的财政补助、补贴、贷款贴息，以及其他各类财政专项资金，包括直接减免的增值税和即征即退、先征后退及先征后返的各种税收。对医疗保障目录下的药物采购特别是基本药物采购而言，其采购资金主要来自政府补贴及含有政府补贴的医疗保障基金。从修改后的《中华人民共和国预算法》所确立的全口径预算管理的角度来看，这类资金无疑应定性为财政性资金。

当然，也存在某些细微区别。从资金类别上看，政府采购所使用的财政性资金属于财政安排的采购资金，在采购过程中直接拨付。而药物采购则属于财政补贴，来自专项财政转移支付资金。

（3）采购目的。如前文所述，政府采购和医保目录下的药物采购都是为了公共利益。政府采购的目的是为了服务公共利益，医疗保障目录下的药物采购则服务于全民医保的实施，并不以营利为目的。

综合上述分析，目前公立医疗机构药物集中采购中的医疗保障目录下的药物特别是基本药物采购虽被未列入规范意义的政府采购，但具有明显的公共采购的性质，与规范意义上的政府采购并不存在质的区别。然而，至今在立法和实践中并未将其正式纳入政府采购类别，显然与现实条件及其自身局限性及政府采购作为公共政策的属性直接相关。是否应将其纳入政府采购系列，以下略加分析。

三、药物集中采购模式的制度定位

如上所述，中国现行的公立医疗机构医疗保障目录下的药物，特别是基本药物采购，具有公共采购的属性，问题在于是直接将其纳入规范意义上的政府采购系列，还是继续作为公共采购的形式存在，同时在程序和内容上予以改革。有学者认为，鉴于现行采购制度的诸多弊端，应将其纳入规范意义的政府采购，才能发挥其制度效用[3]。笔者认为，应从制度背景、功能及产业发展等方面全面分析利弊。如果将具有公共采购属性的那部分药物集中采购直接适用政府采购，其优越性表现为以下两个方面：第一，有利于提高效率。政府采购由于实施财政资金专用，统一结算，有助于解决实践中反映强烈的药物回款缓慢的问题，并有利于财务监督。第二，有利于规范程序。经过多年实践，《政府采购法》及《实施条例》为政府采购设计了相应完善的采购运作程序，以及相应的回避、质疑投诉及检查监督程序，贯彻公开、竞争和非歧视等原则，为采购的依法实施提供了相应的程序保障。相形之下，综观各地现行的药物集中采购制度，各项程序设计得较为粗陋，尚未达到完备的程度，有待于按照程序法治和实质法治的要求予以完善。

另外，从不利影响的角度分析，笔者倾向于不宜将现行的药物集中采购直接纳入规范意义上的政府采购，只是使其作为部门集中采购的形式存在，并适时进行相应的改革。主要理由是：第一，将具有公共采购性质的药物采购纳入政府采购，并不会有助于解决现实中普遍诟病的药价虚高、用药公平及可及性问题。原因在于：在我国医疗机构医药尚未分开、以药补医机制尚未完全取消以及政府补贴机制尚未理顺的情况下，医疗机构通过临床用药环节对于药物的实际需求起到直接的决定作用。药物采购只是药物管理体系的一个环节而已，无力承担太多的功能。通过药物集中采购方式控制采购环节并不能完全掌控其价格以及达到药物使用的公平和可及性的政策目标。第二，药物采购的效率及程序是否规范，关键在于采购合同当事人是否恪守相关的规则，与是否纳入政府采购方式并无直接联系。当然，现行的药物集中采购的确存在完善和建构相关程序的问题。第三，从公立医疗机构改革的最终目标来看，摒弃以药养医模式是必然的选择，其要旨在于实施医药分开，改革政府补贴机制，改进医保费用支付形式，现行的由政府主导的药品集中采购显然具有过渡性质。第四，从国内市场对外开放和国内产业保护的角度来看，纳入规范意义的政府采购类型弊大于利。从世界各国比较的角度来看，对药物实施由政府主导的集中采购并非大多数国家的普遍选择。在医药分开或不完全分开的情形下，对于药物价格控制和用药安全可及性的目标，各国一般是通过分级诊疗、医保付费方式控制及医师处方评价监控机制等方式实现的。在欧盟各国，《欧盟公共卫生法》只是将公立医疗机构建设的硬件采购列入政府采购，并未将药物和耗材列入政府采购客体。自 2007 年以来，中国一直处于争取加入 世界贸易组织（World Trade Organization，WTO）的《政府采购协议》(Govemment Procure ment Agreement，GPA）的谈判过程中。如果将部分药物采购纳入规范意义的政府采购，就为 GPA 其他国家提供了在此领域讨价还价的根据，意味着在中国新一轮 GPA 的出价清单中必须将药品采购作为货物列入，承诺对其他缔约国开放相应的政府采购市场，而其他国家并无此对应义务，很可能会对中国不够公平。同时，中国的医药产业本来就相对落后，此举亦不利于该产业的发展。

四、现行药物集中采购机制的改进

鉴于现行公立医疗机构的药物集中采购制度在实施中的确存在很多问题，无论在医疗机构、药物企业还是社会舆论方面都有不少质疑的声音。笔者认为，对于目前的公立医疗机构的药品集中采购，在整个医疗体制改革尚在试水的前提下，是否列入立法尚不急迫，当务之急应该是致力于在程序和实体上予以合乎现代行政法治精神的改造，以便充分发挥其制度效用，为将来的制度接驳奠定基础。

1. 在制度设计上体现社会治理的理念，保障利益相关方的协同和参与

在现代社会，行政的领域空前扩大，价值和利益多元化加剧。政府行为往往涉及多重及复杂的利益，除了传统的相对人，还有其他利害关系人。在这种大环境下，衡量政策的正当性及合法性的标准很难以实定法的规定直接反映，何况在没有相应法律、规定的情形下，国家管理走向社会治理的新模式，即以往由政府自上而下的管理让步给社会各主体协同参与治理的方式。公立医院药品集中采购作为公共政策，涉及的利益相关方包括医院、企业、医保部门和卫生行政部门等。目前的药品集中采购制度设计主要突出了以卫生行政部门为代表的政府作用，其他利益相关方的参与度不够，药品采购机制设计在科学性和内在合法性方面均存在显而易见的瑕疵。

（1）将医保部门引入药品采购过程。在全国现有的采购模式中，除了在上海模式中医保部门有所参与之外，在其他各省（自治区、市）的省级平台统一采购过程中医保部门尚属缺位。掌握医疗保障基金支付大权的医保部门没有参与药品采购，就无法以医保支付价制约药品采购，显然虚耗了以集中采购方式控制药品费用的努力。就现在的各参加方而言，无论卫生行政部门还是医疗机构，均没有足够的内在动力去降低药品费用，只是简单化地以低价为主要诉求，唯低价是

瞻，但忽视了药品的质量指标，导致中标药品价低质次，常见的优质低价药却销声匿迹。医保部门作为利害相关方，应该介入药品采购过程，在调研和实证的基础上综合评估，得出药品合理的医保支付价，再以此与卖方议价，并监督买卖双方履行合同的行为。

（2）保障医院和企业的真正参与。作为药品采购的当事人，医院、生产企业及配送企业均应真正地参与采购过程。针对不同的药品采购类别，应在采购规则中界定医院和企业相应的权利与义务，以契约义务规范其行为，并对其合理诉求建议采取程序化的处理途径。

2. 建设更加中立的非营利性的采购平台

以往的实践证明，在“以药补医 ”机制尚未完全改变、医保体制尚未确立的状况下，完全放开药物采购，由各个药品企业和医院自行实施，则两者存在共谋违规的内在动力，难免合谋损害患者的利益。在现阶段，由政府主导公立医院药品采购有其必要性，但并不意味着药品采购由政府包办。在目前的采购过程中，政府越俎代庖的现象时有发生，包办导致的负面影响十分明显，突出表现为该领域的腐败从医疗机构转移到政府主管部门，这种情况屡见不鲜。采购平台更多地体现了第三方的中立性质，可提升政府监管下的非营利性采购平台的公信力，使采购平台更加中立化。应充分利用现代网络技术，建构统一的电子化交易平台，实现系统运行的公开、透明和高效。医院、医保和企业三方参与，真正实现采购合一及量价挂钩。同时，还要尊重市场机制，政事分开。政府不直接介入合同的缔结和履行。政府的角色应更多地体现在建设平台、牵头确立规则、收集和利用数据、保障信息的充分公开、监管各采购主体的违约及违规行为等方面。

3. 在采购机制的具体运行方面设置合乎现代法治要求的程序

目前在全国各地有不同的药品集中采购具体运行方式，其共性失误在于缺乏现代行政法治的程序意识和具体设计，程序设计粗陋，应在以下几方面予以改进：

（1）规范独立第三方的专家评审程序。在药品遴选过程中，以技术理性为根据，以独立性为保障，建立严格的同行专家遴选程序，完善相应的专家回避、专家投票、同行及公众监督、听证会程序以及当事人质疑投诉处理机制。

（2）建立违规违法当事人的不良信用公示制度，包括生产企业、配送企业及医疗机构，以惩戒具有违法违规及不诚信行为的当事人。充分利用互联网信息共享，实时更新。制定统一、具体和细化的不良记录制度认定规则，建议交由行政机构的法制部门另行组成机构负责认定。具体实施程序的设计，主要包括回避制度、调查取证程序、提前告知程序、听取当事人陈述申辩程序、听证程序、决定程序及处理决定的送达程序、时限制度及不良记录的退出程序及相关当事人权利救济程序等。

（3）健全监督机制，健全独立第三方监督、社会监督及行政监督。独立第三方监督是指实施审计监督。社会监督包括舆论监督和公众监督。在公众监督中，由退休专业人员、律师和社会公益人员等组成监督员，不失为可选之良策。民间团体的组织化监督无疑更有力度。行政监督则是行政管理部门的监管。对这三种监督均应健全相应的程序。

（4）完善当事人权利救济程序。对于受到任何不利处理的当事人具有提起救济的权利，并有相应的程序保障。

（5）完善信息的公开机制。在现代社会，公民参与成为决策合法的基础。信息公开是监督和公众参与的基础性制度。对于采购过程中取得或涉及的所有信息，只要不涉及国家秘密、商业秘密和个人隐私，政府管理部门必须以《中华人民共和国政府信息公开条例》为依据，承担公开的义务，公众具有要求政府管理部门予以及时公开及查询的权利。

参考文献

[1] 易汉东，李陕生．政府采购与药品集中招标采购的区别．医疗卫生装备，2003（8）：42-43.

[2] 王炯木．政府应为药品采购的主体．政府采购信息报．（2006-01-13）［2016-05-02］http：//lilun.caigou2003.com/nandiantansuo/2015-03-11/102538.html.

[3] 于培明，宋丽丽等．我国药品集中招标采购存在的制度缺陷．中国药物经济学，2010（4）：51-53.

医学人文与医乃仁术：论医学专业之要素

李瑞全

在疾病治疗方面，当今世界自然是以西医为主导的。可以说西医是医学的主流理论，其他的民族医学或传统医学大多被贬抑和排挤而近于消失了。然而，中医学仍然在中国发挥着重要的作用。虽然目前大多数中国人采用西医进行诊疗，但很多人也经常使用中医中药。中医并没有因为中国文化现代化或西方文化的强势而被完全取代。虽然中医采用的诊治理论与西医完全不同，而且，在现代人的眼中，中医的理论似乎建立在一套不符现代科学的世界观和人生观的理念上，其理论似乎有点儿形而上和虚玄难解，但由于中医有着悠久的传统，并且有丰富和有实效的医疗效果，理论与经验之间也有内在的融会贯通，因而并非虚构的医学[1]，因此，中医所具有的一些特色并不是西医所能取代的。两者在医学与生命、人类与世界以及人文价值等观点上都有很大的差异，值得我们进一步反省和分析。本文首先分析了西医模式所表现出的精神与价值取向，再分析了中医所采取的模式，通过对比分析，提出了医学与人文相结合的模式，希望有助于医学人文教育，促进实现医学人文化，从而使医学更贴近人性和人情。

一、西医模式中的还原主义与科学主义

西医是西方文化的一部分，自然也受到西方文化与哲学的影响。对西医最重要的影响是理性主义的笛卡儿所主张的心物二元论。笛卡儿认为身体只是一部生物机器，只有灵魂才有知觉，而身体没有痛苦或快乐的感受。而且，灵魂是永恒不灭的，自然也不会生病。疾病是身体的生物功能失能的现象，医学治疗的对象基本上是生物的身体，与灵魂无关。因此，疾病导致身体的器官失去功能的问题也必定会在身体上表现出来，即表现为生物、物理和生理上的异常。任何疾病都必定有具体的物理和生理异常的表现。所谓的心理或精神的“疾病”都被还原为身体的某种可知可见的失能情况。如果没有相应的物理和生理的征象，就不会被西医视为客观上的疾病，因而也不会采取相应的治疗。这种取向产生了两种重要的后果。一个后果是，西医基本上是全力针对身体上物理和生理的情况来进行诊断与治疗的，常具有直接和有效的医疗效果。西医的研究越来越分化，分科越来越专精，医师对不属于本专业的其他疾病常常并不了解，也常不予以理会。这种观点实际上是把生命看成只是各种物理和生理功能的组合，不但看不见全人，也看不到生命其他部分的互相作用。因此，这种理念造成的另一个后果是西医把心理、心灵或精神上的疾病或者是还原为身体的某种生物功能的失能，或者是认为这种疾病只是患者的幻觉，而实质上是另一种物理和生理上异常的表现，以至于否定患者真有病痛。因此，在诊疗过程中西医没有整体观，忽视了一些非物理、非生理的失调，也不能对这些异常加以诊治。20 世纪中叶以来，在西医领域，如何诊疗心理疾病和精神失调就成为一个被热烈讨论的课题。

西方的现代医学基本上采取的是“物种正常功能”（species normal functioning）作为疾病的

李瑞全，国立中央大学哲学研究所。

判别标准[2]，即身体或功能违背或丧失了物种的正常功能即是疾病，但这种判准自然也是以物理和生理的功能表现为依据的。至于近20年推行的“循证医学”（evidence-based medicine），以至“精准个人医学”（precise personal medicine），则要求医疗诊治都要依据最新和具有研究证据支持的成果来进行，进而更准确地根据个人的差异性进行治疗，不能根据医师个人的主观意见随意诊治。因此，在西方现代医学的模式中完全没有考虑社会文化价值的因素，医学纯粹是物理和生理上的事。道德伦理价值只是医师要遵守的专业伦理规范，与医疗技术无关。实际上，这忽略了医学中所含有的文化特殊价值，例如，一些传统的被西医认为是“病态”的表现，如手淫与同性恋等，实际上是社会价值和宗教教条影响下的“疾病”。而且，由于这一医学模式只是以身体的物理和生理为对象，因而使在对医师进行教育和培训时不必学习任何与人格素养相关的课程。因而，医师原有的济世为怀和救死扶伤的精神，以及全心全意为患者服务的志向和医德，都不再是医学教育的内容或教学目标。然而，西方自启蒙时代以来，自由个人主义日益成为政治体制上的主流，患者的人权意识日渐高涨，医师与患者之间的关系反而日益疏离，医疗诉讼逐渐增多，医师趋向于保护自己而只是谨守法律契约，对患者的全情投入照护的意识日趋淡薄，因此，西方学界亦多召唤传统医德的回归[3]。

对还原主义（reductionism）和科学主义取向的西方现代医学模式来说，人文素养并非医学的内容，而只是对医师德行的培养。但是，医学是治病救人的事业，是对治人生苦痛的神圣事业，医护人员的德行非常重要。医师也常以高于一般德行的专业伦理作为自我要求，但这种要求难以真正内化为医务人员的人格，而只能是他律式的道德规范。例如，在目前流行的“循证医学”模式中，只强调诊疗指南要以医学研究成果为依据，而缺乏医师个人的人文素养内容。对医师而言，如果只是依靠外在的规范，只能导致医患之间的相互信任程度逐渐降低，难以挽救已经陷于破裂的医患关系，医学工作只是医师谋生的手段而已[4]。至于另立“医学人文”的科目作为医学生选修的课程，也只不过是让医学生更多地了解与医学相关的社会学、心理学和经济政治学等方面的知识。严格来说，这对医师人文教养来说只属于边缘之事，实无助于医德之养成。至于另设独立的医学人文课程，更不是一般医师的专业训练内容，完全无法达到培养医德的作用。因此，要想成功地进行医学人文教育，必须把医学的人文素养内化于医学的训练中，方能使将来的医师和医学真正地具有人文精神和价值。

二、中国医药模式中的哲学与人文要素

中医具有几千年的传统，对中医而言，医学与哲学实际上是紧密地相结合在一起的。自汉代成为系统的医疗实践以来，中医即以中国哲学为学理基础。中国最早的医学理论系统之一——《黄帝内经》即以阴阳五行学说来阐释疾病的成因与治疗方式。中医的理论是在儒、道和阴阳家的哲学思想的基础上发展起来的，最主要的观念是天人同源及天人合一的理念，即视人的身体为宇宙气化流行的延申，人体的一切都与宇宙气化相应，人体无疑是一个小宇宙。因此，疾病是身体气化流行的失调，而治疗的方式则是按宇宙气化流行的法则来调理诊治，医疗即是使身体恢复自然状态。中医的术语虽然与中国哲学用词相同，然而是经过许多经验实证的，绝非随意比附或滥用。虽然中医不像西方现代科学可以运用多样和严谨的科学实验去验证药物的疗效，但亦有一定的经验基础，所以也有相当的实质效用。

关于中国医药的特质，最典型的说法是唐代名医孙思邈的陈述。孙思邈指出：“夫天布五行以植万类，人禀五常以为五脏，经络腑输，阴阳会通，玄冥幽微，变化难极。《易》曰：非天之

至赜，其孰能与于此?”（《备急千金要方·治病略例第三》）

孙思邈用阴阳五行学说来说明人体的结构和特色。医道即是要了解和运用这种知识来进行诊治。孙思邈进一步说明了人的五脏六腑与天地四时律理的关系：“二仪之内，阴阳之中，唯人最贵……人始生，先成其精，精成而脑髓生。头圆法天，足方法地，眼目应日月，五脏法五星，六腑法六律，以心为中极。”（《备急千金要方·治病略例第三》）

孙思邈更进一步详述了五脏六腑是如何比配四时十二气、二十四节以及九州大地等，以说明人体器官的功能，也同时说明如何依天地气化的运行来诊断病情和进行治疗。这表示了中医所隐含的天人合一的观念，以及疾病系自然运作的失调现象，而治疗也就是使身体恢复到与自然合一的情况。其中，哲学和宇宙理论是中医不可或缺的基础和依据，也是医师必须掌握的理论，以及实践中必须具备的德行表现。因此，孙思邈认为要成为医师，必须精熟三坟五典、五经以及佛道诸子之书，因此，他在《千金要方》中开宗明地提出，除了研习医书以外，还要遍读各种人文经典：“凡欲为大医，必须谙《素问》《甲乙》《黄帝针经》《明堂流注》十二经脉、三部九候、五脏六腑、表里孔穴、本草药对、张仲景……等诸部经方。又须妙解阴阳禄命，诸家相法，及灼龟五兆、《周易》六壬，并须精熟，如此乃得为大医。……又须涉猎群书，何者？若不读五经，不知仁义之道；不读三史，不知有古今之事；不读诸子，睹事则不能默而识之；不读《内经》，则不知有慈悲喜舍之德；不读《庄》《老》，不能任真体运，则吉凶拘忌，触涂而生。至于五行休王、七耀天文，并须探赜。若能具而学之，则于医道无所滞碍，而尽善尽美者矣。”（《备急千金要方·大医习业第一》）

由此可见，中医医师不只需要精熟医学经典和医疗诊断，而且还要涉猎群经，上知天文、地理，下通仁义慈悲之道，如此才能于医道畅通无碍，用以治病救人。孙思邈之说的重点是这些人文经典并不只是培养医师的德行人格，而且对医疗也有直接关系的。换言之，对中医医师来说，传统的经书所传达的哲理是医学理论的一部分，甚至是最重要的部分，故如不懂哲理，实不足以符合专业要求。其中，此中贯穿医道与医德的是儒家的仁心仁术。宋代更是正式把医官更名为“儒医”，使儒学成为中医的核心内容。

三、人文医学与医学人文

明代名医龚廷贤在其父龚信之所著的《古今医鉴》中增附了“明医箴”，提出医师需要具备的专业条件有：“今之明医，心存仁义，博览群书，精通道艺。洞晓阴阳，明知运气。药辨温凉，脉分表里。治用补泻，病审虚实。因病制方，对症投剂，妙法在心，活变不滞。不尚虚名，惟期博济；不计其功，不谋其利；不论贫富，药施一例。起死回生，恩同天地。如此名医，芳垂万世。”

在此，龚廷贤不但要求医师精通医药，更要博览群书，洞晓阴阳变化，同时要“心存仁义”，方能成为明医。在《万病回春》一书中，龚廷贤更提出了著名的“医家十要”[5]：“一存仁心，乃是良箴；博施济众，惠泽斯深。二通儒道，儒医世宝；道理贵明，群书当考。三精脉理，宜分表里；指下既明，沉疴可起。四识病原，生死敢言；医家至此，始称专门。五知运气，以明岁序；补泻温凉，按时处治。六明经络，认病不错；脏腑洞然，今之扁鹊。七识药性，立方应病；不辨温凉，恐伤性命。八会炮制，火候详细；太过不及，安危所系。九莫嫉妒，因人好恶；天理昭然，速当悔悟。十勿重利，当存仁义；贫富虽殊，药施无二。”（《万病回春·万金一统述》）

龚廷贤把仁心儒道列为中医的首要条件，认为这是施行医学诊治的原理，也是医师必须具备的德行。因此，熟习儒学的经典是成为医师的必要条件。仁心仁道是儒家的核心观念，行医乃是仁心的表现，因此，“医乃仁术”乃是自然的说法。清代名医喻昌乃正式提出此说：“喻昌曰：医仁术也，仁人君子，必笃于情。笃于情，则视人犹己，问其所苦，自无不到之处。”（《医门法律·明问病之法》）

“仁术”一词出自《孟子》一书[6]，即依于仁心以行仁术。喻昌更明确地引用孔孟之学，指出医师是能“笃于情”的仁人君子。“笃于情”不但指医德纯正，而且是心无杂念，纯净地去感受患者的情状，方能与患者的血脉感通，由此才能真正地通过脉理感知患者的病情。此即宋儒程明道所谓“仁者与天地万物为一体”的感通境界。程明道反过来以医道说明儒家之“仁”之义，程明道指出：“医书言手足痿痹为不仁，此言最善名状。‘仁者’以天地万物为一体，莫非己也。认得为己，何所不至？若不有诸己，自与己不相干。如手足不仁，气已不贯，皆不属己。‘博施济众’，乃圣人之功用。仁至难言，故止曰：‘己欲立而立人，己欲达而达人。能近取譬，可谓仁之方也已。欲令如是观仁，可以得仁之体。’”[7]

手足血气不通就是痿痹，即麻木，而疾病即是身体内部不能感通为一体，宛似互相隔绝，是为“麻木不仁”。如果心灵不麻木，“笃于情”，对他人完全开放，毋意必固我，即能真实地感知他人的情状。由此可见，仁心仁术是传统医学中的治病救人之医术。仁心是通过人文教养所培养修练而成。仁心仁术正是把医学建立在深通人情及人文学养之上，因此，中医在传统上十分重视医道中的人文教养。

由此可见，中国传统医学明确承认医学是人文学的发展。疾病不只是身体上的物理和生理的失能，而且在身心之血气贯通上出了问题，疾病正是身心失调的反映，因此，治病时不能只是针对特定的部位来施行，而是将人的生命看成一个整体，依天地运行的法则，使身心恢复和谐合一，恢复生命与气化流行的畅通无阻。这即是医治疾病，使患者恢复健康。因此，中医不仅是人文的医学，人文也是中医中必有的内涵。医学与人文实质地结合成为中医之医道。这就是中国医学的模式。

四、医学人文教育的意义与方法

虽然中医不是医学界的主流模式，但显然其具有西医所欠缺的环节，即视人的生命体为一个整体，是内部互相紧密感通的生命体。身体的各个器官系统是相互结合及相互影响的，是不能隔断的一气流通的系统，因此，中医常采取一种整体的诊断和治疗观点来治疗疾病，而不是“头痛医头，脚痛医脚”而。西医在治病上固然有强烈的针对性，具有快速、明显的效果，但也由于忽视了生命体本有的内在互相结合、互相影响的真实情况，故而会使其他器官受到所用药物的伤害，引起不良反应。由此可见，在诊治上中医所采取的治疗模式与西医有所不同。然而，中医与西医其实是可以互补的，而不是截然相反。相对于西医模式所忽视的物理和生理之外的疾病，中医师可以给予对应的诊断和治疗。这正是反映了人的身心不只是物理和生理上的表现。身心合一可以表示我们不只是有“身体”上的疾病，也可以有“心理”上的疾病，实际上两者是互相影响的。

在目前的西医模式中，人文思想的培养对医学生行医的重要性只限于医德的表现，与医疗的效果和质量毫不相干。实际上，医师和医术所表现出来的伦理或道德要求，不但会影响到医师的判断和实践，也极大地影响了患者对医师和医疗行为的信任。医患之间的不信任已成为目前医疗境遇中最为严重的问题。其中，医师的德行以及医师是否愿意视患者如亲人显然是最关键的因素。患者能安心地接受医疗和医疗的结果是医疗质量的重要指标。这是通过法律或契约所不能达到的。我们不能否认，医患之间的互信，即心灵感通，是医疗质量的重要保证，也是医师能否发挥诊治功能的重要动力。具有这种人文素养的医疗体系和医护人员的医学才是真正的人文医学。

由于医学的人文素养不只是知识的扩展，而且应内化于医疗整体的制度和医护人员的行医实践之中才有效，因此，医学必须将医学的人文教育内化于医学的课程内，相关的专业导师应该有相应的人文素养和医德的表现，方能使学生受到感化。这种非正规课程（informal curriculum）是使医学充实以及实现人文教养和医学人文的重要教育方式，也容易使医学生在潜移默化中感受医学专业中治病救人的神圣感。我们也可以在医学专业的授课中多加入医学史的内容，以展示医师全心全意地为解除人生疾病之苦的努力与毅力。这些对医学生的德行培养有正面的意义。我们建议在目前普遍推行的循证医学与精确医学教育中多加入医学人文的内容，使医学的人文价值得到彰显和受到重视。在医学的正规课程中也应该有独立的医学伦理学，这样不但可以使医学生了解现代医学在研究与医疗实践中有许多相关的伦理道德议题和争议，也使医学生在教育中理解许多社会、政治以及经济方面的背景，学会如何反省和分析医学伦理的两难和争议，以及学习和掌握如何正确和合理地回应这些争议和道德两难。这些对提升医学生的人格素养和医学人文水平起到重要的作用。至于正规课程的教学方法，自然是要采取启发与主动参与的模式，而不是被动地听讲与接受，从而让学生通过案例以触动其仁心，对患者家属的苦难有所感应，“慈悲恻隐之心”日渐发动和累积，方能养成正直、仁爱的医德。这样，内在化的医学人文教育才能真正地发挥功能，从而使医学真正人文化。

参考文献和注释

[1] 2015 年诺贝尔医学奖颁给研发出以青蒿素治疗疟疾的屠呦呦，而屠呦呦发现青蒿素的疗效则参考自中国古代中医制药家葛洪的《肘后备急方》所记载的药方。由此可见，中医药方实是医师经历多方试验而得出的治疗方法，并非虚玄不实的医术。

[2] 此一判准是由 C. Borse 提出的，成为西方医学界对疾病的基本判准，其中的一些讨论请参阅 Daniels/v. Just health care . Cambridge：Cambridge University Press，1985.

[3] Pellegrino ED. The virtuous physician and the ethics，of medicine// Beauchamp TL，Walters L. Contemporary issues in bioethics. Belmont，CA：Wadsworth Publishing Company，1999：46-51.

[4] 关于信任在生命伦理学的重要性和相关的研究，请参阅 Onora O’ Neill. Autonomy and trust in bioethics. Cambridge：Cambridge University Press，2002。有关西方医病之信任关系的问题，详论请参见：李瑞全．卓越医学之医药专业质素：中国传统医患关系之现代功能．医学与哲学，2013，34（4A）：27-31.

[5] 原文出自《万病回春》，引文转引自：徐天民，程之范，李传俊，张大庆．中西方医学伦理学比较研究．北京：北京医科大学与中国协和医科大学联合出版，1998：222-223.

[6] 引自《孟子・梁惠王上》，第七章。

[7] 引自《二程全书・遗书第二上》。转引自：牟宗三著．心体与性体．第二册．台北：正中书局，1968：225。牟先生于此段引文有精深之解说，请参阅。

别论

编者按：历史的魅力在于促使人反思，医学的魅力在于探索未知。或许我们会有这样的疑问：为什么医学技术天天在进步，而人们对医疗的满意度却在天天退步？是上天在与人类开玩笑，还是医师看似在救死扶伤，实际上却在错误的道路上越走越远？医学是一门特殊的学科，它不允许医师犯错误，因为任何一个错误都可能导致他人失去宝贵的生命。医学的成功不仅需要运气，还需要花费巨大的精力和特别长的时间。它需要医师用一生的代价去完成医学的神圣使命。面对医学，我们心存疑问：流行病学专家提出改变生活方式可以预防心脏病的发生，是否夸大了事实？随着影像技术和基因技术的发展，受人追捧的肿瘤筛查是否可以减少肿瘤的发生？现代医学是否扩大了医学的范畴，使原本简单的人类生活便得复杂了？所有这些疑问都是现代医学发展中遇到的新问题，需要我们在历史的长河中寻找答案。在探索未知的旅程中，我们需要不忘初心，回归传统，并且需要明白：患者是医师最好的老师，医师是患者最好的听众。

近代中西医论争的文化思考

张季蕾　陈　琦

医学不仅是一门关涉国计民生的应用技艺，也包含着深刻的文化内涵。熊月之先生曾言："西医最得西方古典科学重具体、讲实证的精神，中医最得中国传统文化重整体、讲联系的神韵。如果在各种学科中，举出最能体现中西文化特征的一种，我以为医学最为合适。"[1]近代以来百余年的中西医论争史是中外文化碰撞交流的绝佳样本，不仅反映了国人医学观念的转变，也记载着近代中国社会文化取向的变迁。

一、近代中西医的"单向性"交流

作为文化的表征之一，医学在中西方之间的交流由来已久。早在唐朝，就有景教徒在华从事行医活动。1289 年，来华传教的意大利籍传教士孟高维诺（G. de Montecorvino）将医术作为活动工具，这是欧洲传教士将西方医学传入中国的开端。至明末清初，随着来华传教士的不断增多，西方医学在中国的传播也愈见广泛。然而，实际上传播医学是传教士求得在华立足之地以宣扬教义的手段[2]。因此，西方医学在中国的传播多是伴随着传教活动而进行的。

到了 19 世纪，西方医学体系不断健全和完善，在临床医学、实验医学和公共卫生等领域都取得了突飞猛进的发展。来华传教士医生一方面开设医院或诊所，推行西方医学；同时也通过翻译西医书籍、开办医学校或者招收学徒等方式，传播西医知识，开启了中国医学现代化的进程。在地域上，西方医学从广州拓展到《南京条约》涉及的其他四个通商口岸——厦门、福州、宁波和上海，进而扩展到北京、天津以及其他主要沿海城市，到 19 世纪末则扩散到中国内地的主要城市[3]。

张季蕾，北京大学 2013 级临床医学八年制学生，陈琦（通讯作者），北京大学医学人文研究院医学书籍是医学知识传播的重要媒介。梁启超于1896年所著的《西学书目表》中载有此前中文西医著作50种，而1840年以前西方译著的中医书籍至少有70余种。由此看来，当时的中西医交流似乎是相互的。然而，这种看似相互的交流其实并不对等，因为几乎所有的译著是由西方人完成的，中国人的被动局面可见一斑[4]。由传教士翻译成外文的中医书籍，或者不够准确，或者对原作理解不全，虽然在西方或有接纳，但受到诟病或怀疑更多。此外，他们对中国事物和风俗的记载常受猎奇心态支配，渲染奇诞现象，有以偏概全的倾向。从另一个角度来看，此举更像是源于英国博物学传统的收集，而并非认同当时的中医理论。所以，虽然中医书籍的翻译也为中医走向西方打开了一扇窗，但西方人对当时的中医理论并未持有积极的态度。如英国传教士合信（B. Hobson）于医理学术方面，对中医不乏批评言论。其所翻译的西医书籍是近代中国较早的全面、系统地介绍西方医学的丛书。几乎每本书的具体讨论部分均有对照比较，虽然间或有肯定，但以批评为多。例如，他在《内科新说》中称中医“脏腑功用，茫然不知”“总由不识病原，以病试药，非能以药治病也。”[5]在《医学总论》中，合信谈到中医书籍“汗牛充栋，半属耳闻臆断，未可依据”。虽然他在《西医略论》中也采用了一些中药治疗，但只是列举了一些具体中药的应用，而无中药方剂的配方理论原则。当时的西药也多为植物药，可以说合信采用的是中药西用的方法[6]。

由此观之，当时的中西医交流过程具有很强的单向性，更多的是西方医学知识体系和文化观念向中国的输入。这种交流尽管促进了中国医学的现代化，但在此过程中，也使中国的传统医学受到了挑战甚至同化。

二、清末医学界的变迁

西方医学在中国的传播历史漫长，但长期以来并未掀起全方面的论战。时至清末，社会动荡，群情思变，中医界内部开始了彼此之间的争论，这也是中西医论争的肇始。王清任历时42年之久，于1830年出版了解剖学巨作——《医林改错》。他提出“夫业医诊病，当先明脏腑”，否则“本源一错，万虑皆失”“治病不明脏腑，何异于盲子夜行！”该书“非治病全书，乃记脏腑之书也”，系王清任实地观察因瘟疫死亡的小儿尸体及刑场尸体后所绘[7]。他指出，“尝阅古人脏腑论及所绘之图，立言处处自相矛盾”，抨击以往的《黄帝内经》《难经》等中医典籍实为“无凭之谈”“何得不知妄对，遗祸后世”。此书一经出版，即震动了中医界。肯定者有之，否定者亦有之，如陆懋修斥其为“狂人”“邪徒”，认为其欲“教人于胔骼堆中，杀人场上学医道”。此外，翰林院编修俞樾自称不懂医学，但也作《废医论》以抨击医道腐朽，认为“中医可废，而药不可尽废”。追究此时所兴起的抨击中医的根源，其一是由于西风东渐，西方以武力攻破中国的大门，让国人从天朝上国的虚幻中惊醒。先驱者“开眼看世界”“师夷长技以制夷”等论调的提出使中医界开始了自我思考和反省；其二，由于西方文明的引进和西方思潮的影响，相较于西医的实证性和科学性，以经验性立足的中医的根基受到了挑战；其三，清末民生凋敝，政府对医学界的漠视让医学界既受到了自身内部的质疑，同时也受到了士大夫等外界人士的抨击。随着西方影响的进一步增强，中医界开始在争论中自审反思[8]。

三、著名论战

近代中国内忧外患，1894年中日甲午战争爆发，中国的战败和《马关条约》的签订进一步唤醒了国人的民族危机意识，也将中西医的学术争论推向了新一轮高潮。除了中医界外，更有文化界、政界乃至商界的广泛参与。从 20 世纪初至 40 年代末，中西医论争层出不穷，并广受关注。

1. 医学界的论战

甲午战争不仅推动了救亡图存的社会思潮，也刺激了寻求救国之路的留日潮。日本乃“同文同种”的昔日“学生”，何以变得如此强大？这个问题远比“英吉利和法兰西何以强大”更令国人急于探究。学习日本成为甲午战争后觉醒的中国知识分子和统治阶层的普遍共识[9]。在负笈东渡的留日学生中，学医者甚多，其中就包括后来在中西医论争中饱受争议的人物余岩（字云岫，1879—1954）。受日本明治维新时期废止汉医的影响，余岩认为日本近代医学的兴盛是因为废止了汉方医。余氏于 1917 年出版了《灵素商兑》，全盘否定中医的理论，认为中医“四千余年来之经验，诚有不可厚非，而无如其学说理论，则大谬而无有一节可以为信”。他提出，“欲求我国医学之不灭亡，非根本改革，不足以图存”“国药实效，应该研究”，主张废医存药[10]。对于余岩的挑战，中医界与之进行了针锋相对的论战。如恽铁樵著《群经见智录》予以回应。一方面，他肯定余岩质疑的意义，认为中医经典典籍中的含糊其辞部分“纵余君不言，他日亦必有言之者”，自言“偶读西医余云岫《灵素商兑》一书，未尝不废然思返也”。另一方面，他曾患病，而西医“谢不敏”，后由中医治愈。这一经历让他真正认识到“《内经》之可贵”，提出对中医应发展而非废止。恽铁樵提出了自己对于《黄帝内经》基本理论的创见，对于中医基础的阴阳、五行和六气作出了解释，驳斥了余岩的废医理论。杨则民用辩证唯物论的方法分析中医学，著《内经之哲学的检讨》以驳斥将阴阳五行视为迷信的观念，提出“吾人欲讨论《内经》之真价，宜以哲学眼光衡量之，不当以自然科学之见解批判之。”[11]

2. 文化界围绕中医问题的论战

1934 年 8 月 5 日，傅斯年在《大公报》言论栏目“星期论文”上发表了一篇评论——《所谓“国医”》。一石激起千层浪，引发了一场激烈的论战。傅斯年将中西医的学理之争放大为“中国人的劣根性”。他说：“只有中医西医之争，真把中国人的劣根性暴露得无所不至！……到今天还在那里争着中医、西医，岂不使全世界人觉得中国人另是人类之一种！办了四十年学校不能脱离这个中世纪的阶段，岂不使人觉得教育的前途仍是枉然！”[12]傅斯年把中西医论争归咎于以现代科学为基准的教育在中国推行的失败，认为这种教育代表了正确的方向，是改变中国积贫积弱的唯一途径，而中西医之争说明这种科学常识教育在当时的中国并没有取得实效。所以在傅斯年看来，一个医学上的论争绝不仅仅是一个“技术的问题”，而是一个“文化的问题”，甚至是“国格的问题”[13]。

1934 年 8 月 18 日，一位署名为陈泽东的人士代表天津中医公会在《大公报》上发表了驳斥傅斯年的《论傅孟真侮辱国医文》。然而，他以中医话语所写的文章，不仅曾遭到胡适主编的《独立评论》杂志的拒绝发表，还受到了傅斯年“以魔术为魔术之护法，以神秘论为神秘论之护法，以巫卫巫”的讽刺[14]。

可以看到，中医在此时的中西医论争中处于弱势地位，甚至被剥夺了表达自身学术性的话语权，而文化界的这场论战最终不可避免地回到了这个根本命题：中国文化如何实现其创造性的转化，以与现代性接榫。

3. 政界围绕中医问题的斗争

1929 年，南京国民政府卫生部召开了第一届中央卫生委员会。余岩的提案《废止旧医，以扫除医事卫生之障碍》，最后以《规定旧医登记案原则》通过，规定了逐步废除中医的具体办法。“废止中医案”成为了“五四运动”以来以政治法权解决文化论争的先例，中医的命运问题第一次被提到了现实层面，中西医冲突骤然升级[15]。

“废止中医案”一出，中医界大哗。1929 年 3 月 17 日（后来将这一天定为“国医节”），全国中医药代表二三百人云集上海，召开了全国医药团体代表大会，高呼口号“反对废除中医”“中国医药万岁”。大会还组成赴京请愿团，要求政府立即取消议案。上海中医药界全力支持大会，罢工半天并提供全部交通工具。同时，全国总商会、中华国货维持会、医药新闻报馆以及南洋华侨代表等都声援中医，声势浩大[16]。请愿和抗争运动此起彼伏之际，民国政府内外交困，政权稳定成为当务之急。政府不愿因为中医的存亡问题而扰乱政局，息事宁人的策略成为上乘之举。在政策层面上，政府设立国医馆。在立法层面上也对中医逐渐让步，先是于 1931 年将《医师暂行条例》修改成《西医条例》，继之于 1936 年公布《中医条例》，将中医医生由“医士”改为“医师”。1943 年，国民参政会通过了中西医待遇平等的议案。同年，立法院接纳了中医界的请愿，将《西医条例》和《中医条例》合并为《医师法》，中、西医生统称为“医师”[15]。中医终于在医药卫生系统中取得了合法地位。

四、中西医论争的特点

中西医论争贯穿了整个民国时期，既存在中医内部的学术之争，也存在中西医之间的彼我之争，涉及医界、学界、政界和商界等多领域，涵盖社会、文化和思想等多个方面。这场论争又与“五四运动”及科玄之争等思想论争同时进行、相互影响，论争形式也多种多样。

1. 时间跨度长，涉及领域广

自 1912 年北洋政府以“致难兼采”为由，停中医教育而倡西医教育的“教育系统漏列中医案”始，到中华人民共和国成立，乃至近年来以张功耀和方舟子等人为代表引发的新一轮论争，时间跨度长达百年[17-18]。从论争涉及的领域而言，这场中西医论争并不局限于医学界内部的学术纷争，而是扩延至学界、政界和商界等，各界的重要人物均有发声，参论人数多，分量重，规模十分庞大。余岩与恽铁樵的论战首先拉开了医学界论争的序幕，主要关注学术问题和中医教育问题。紧随其后，以傅斯年为代表的知识分子争相对中医基础理论的“科学性”进行了辩驳。接着，政界要员利用中西医论争的不同立场来打压和排挤政治对手，并伴随着“废止中医案”达到顶峰。此外，由中西医论争带来的中西医药市场变化在商界也引起了不小的反响[19]。这场论争的持续时间之长，波及范围之广，影响意义之深远，在中国医学史上堪称经典。

2. 中西医论争与中医内部的学术论争同时发生

在当时的历史背景下，中医正面临着生存压力，自省与改革迫在眉睫，而究竟以何种方式进行改革在中医界始终未能达到统一。早在 20 世纪之初，传统医学界就开始了思想上的分化，其中既有固守旧营垒者，也有主张吸取西医之长来发展中医以达成中西医汇通者[20]。此外，备受关注的还有“中医科学化”“阴阳、五行、运气学说存废”及“统一病名提案”等[21]。影响深远的“中医科学化”主张用科学的方法整理和研究中国医药学，以西医学说解释中医基础理论。它主要指向中医基础理论，从改革中医谋生存的目的出发，却以否定中医理论而告终，其探索历程值得玩味。

3. 与其他思想论争相互影响

从时间线而论，中西医论争时期先后发生了新文化运动、科玄论战、中国社会性质和社会史论争及中国本位文化论争等[19]。这些聚焦于中西方文化的论战与中西医论争的相互作用是不可避免的，仅以新文化运动和科玄论战为例。

新文化运动是一次“反传统、反孔教、反文言”的思想文化革新运动，因而以阴阳和五行等传统文化为根基的中医自然受到批判。事实上，新文化运动中的许多代表人物也是中西医论争中的重要发声人物，他们认为中医是“旧医”，应当被废止。

“科玄论战”是中国近代科学界、学术界、思想界和文化界影响最广、最深的争论，其实质是意识形态之争，是人生观与社会改造方案之争，也被称为“中心文化论争”[22]。一方面，鸦片战争的失败唤起了国人救亡图存的民族主义情感。另一方面，第一次世界大战的惨烈景象又暴露了西方政治和文化的阴暗面。一些先锋知识分子继承了洋务运动“师夷长技以制夷”的思想，提倡学习科学技术，掌握科学方法，把握科学精神，并同时对中国的国民性和传统儒家文化展开了激烈的批判。另一些知识分子则崇尚东方文化，形成了执着于保留中国传统文化的“玄学派”。这场论战虽然未能得到最终结论，但科学派占据了上风，在“科学之权威是万能的，方能使玄学鬼无路可走，无缝可钻”的格局下，学界对作为中国传统文化象征的中医所采取的立场和态度不可避免地受到了影响[23]。中医被贴上“玄学”和“非科学”的标签，为卫生行政部门确定“废止中医”的政纲提供了思想依托[15]。

4. 论争形式多样

近代的思想论争如新文化运动及科玄论战等大多为学术论战，学者们以笔为矛，针砭时弊，讨论主体的现实定位与发展，很少涉及论战双方的现实生存。而中西医论争则既涉及学理论争，又涉及医界生存抗争，还关乎着民众的切身利益，所以更显得鲜活而复杂。

近代中西医论争的基本历程可划分为1912—1928年的学理论证时期和1929—1949年的生存抗争时期。前一阶段集中于学理论争，在学术高度上相互辩驳。在该阶段的后期，将中医纳入学校教育体系的计划失败导致中西医双方关系急剧恶化，学理论争逐渐转变为关乎中医存亡的生存抗争。后一阶段的生存抗争又以“废止中医案”为最高潮，并以中医获得合法地位而告终。事实上，学理论争在后一阶段也是存在的，但它充当着中医界为生存抗争提供支持的作用。一些刊登阐释中医理论文章的杂志如《医界春秋》及《国医正言》等正是创办于此时期[19]。

五、中西医论争背后的文化内涵和启示

中西医论争的发生是近代中国知识界视野更为多元化的结果。数千年以来，中国知识分子已形成了稳定的以孔孟儒学为核心的价值取向。鸦片战争的炮火不仅在中国的国防线上轰开了缺口，更打碎了中国知识界原有的价值观念体系，传统上狭隘闭锁的文化价值取向被多维视野的文化价值取向逐步取代。“中国夸多识，而西人尊新知”，这是严复在《论世变之亟》中指出的中西文化差异，正是中国知识界对于“新知”开放和积极学习的态度让中西医论争的发生成为可能[24]。

中西医之间的这种冲突也是东西方两种思维方式的冲突。西方人的思维方式重在讲究实证分析，而中国人的思维方式更看重直观体验。在西学东渐过程中，西方科学观逐渐取得了主导地位，中医的科学性也一再成为争论的焦点。在当时的文化语境中，“西”等于新，意味着进步、文明和科学；“中”等于旧，意味着落后、愚昧和迷信，中医自然地被列入了封建糟粕而受到批判，话语权也一度丢失[25]。不过在此背景下，废止中医案竟受到了挫败，除了中医界的抗争和政界的妥协外，在一定程度上也反映了民主观念主导下的公众话语权的影响力。新文化运动和“五四运动”对“德先生”的推崇，使民主成为近代中国社会思想的主导性观念之一[26]。中医在广大民众中有着深厚的群众基础，融入了很多国人的生活，甚至已成为一种信仰。所以，“废止中医案”不仅引起了中医界的反对，也受到了社会舆论的强大压力，其最终流产的命运也就不可避免了。

持续了一个多世纪的中西医论争决定了我国中西医共存的医学格局仍将长期存在，需要我们以宽容的心态继续探索中西医的多元共生之道，共同维护人民的健康。

参考文献

[1] 熊月之. 西学东渐与晚清社会. 上海：上海人民出版社，1994：710.
[2] 王勇. 西方医学在近代中国的传播. 科学：上海，2007，59（6）：41-44.
[3] 史如松. 19世纪西方医学在华传播的缩影——评《德贞传——一个英国传教士与晚清医学近代化》. 中国科技史杂志，2010，31（3）：343-345.
[4] 文庠. 试从中西医论争看近代知识界的价值取向. 南京中医药大学学报（社会科学版），2005（3）：27-31.
[5] 马伯英. 中国医学文化史（下卷）. 上海：上海人民出版社，2010：574-576.
[6] 张大庆. 传教士与近代西方外科学的传入——以合信的《西医略论》为例//“西学与清代文化”国际学术研讨会，2006：9-11.
[7] 康锁彬. 王清任医方精要. 石家庄：河北科学技术出版社，2003：4-8.
[8] 赵洪钧. 近代中西医论争史. 合肥：安徽科学技术出版社，1998：44-56.
[9] 陈潮. 近代留学生. 北京：中华书局，2010：45-46.
[10] 余岩著，祖述宪编注. 余云岫中医研究与批判. 合肥：安徽大学出版社，2006：26-46，355.
[11] 马伯英. 中外医学文化交流史. 上海：文汇出版社，1999：561-563.
[12] 傅斯年. 所谓国医. 大公报“星期论文”，1934-08-05：05版.
[13] 唐小兵. 傅斯年与1934年的国医、西医之争. 书屋，2005，12：17-20.
[14] 傅斯年. 再论所谓国医（上）. 独立评论，第一一五号，1934-08-26.
[15] 郝先中. 传统与现代性：近代中西医论争的文化表征. 皖西学院学报，2008，24（1）：134-139.
[16] 奚霞. 民国时期中医废立之争. 炎黄春秋，2004（8）：66-69.
[17] 郑廷鑫. 百年存废，三次论争. 南方人物周刊，2006，11：37.
[18] 张功耀. 告别中医中药. 医学与哲学，2006，27（4）：14-17.
[19] 刘正强，肖雨. 民国时期中西医论争述论. 财经政法资讯，2015，1：20-21.
[20] 熊月之. 上海通史（第六卷）. 上海：上海人民出版社，1999：386.
[21] 周绮. 民国时期中医救亡斗争与日本明治时期汉方医学救亡斗争的比较研究. 北京：北京中医药大学，2007：64-73.
[22] 李泽厚. 中国思想史纲. 北京：商务出版社，2009：3.
[23] 陈独秀. 陈独秀文集（第二卷）. 北京：人民出版社，2013：507.
[24] 任火. 近代中国知识分子价值观念的嬗变. 河北师范大学学报（哲学社会科学版），1994，（1）：117.
[25] 邓文初. “失语”的中医——民国时期中西医论争的话语分析. 开放时代，2003，（6）：113-120.
[26] 李维武. 五四运动与民主观念在新文化运动时期的变化. 学术探索，2015（4）：77-88.

健康与疾病：医学中的表象与本质

王　确

表象是事物以外在方式传达给人们的信息，而本质是事物本身固有的属性、面貌以及发展变化中的根本性质。表象不一定预示事物的本质。表象和本质之间是存在矛盾的。人们对本质的认知是随着时代而进步的。科技的发展和人类的文明演化都在推进表象一步步地接近本质。在医学领域，我们希望深入研究发病机制，从而达到病因诊断的目的。检测技术的发展使医师认识了更明确的表象，即更接近于本质的表象。当然，也存在着许多目前技术及知识所不能解决的问题。循证医学从结果出发，给人们提供了很多可行性建议。目前人们努力的方向是使能探查的表象更加接近于本质的体现，当然，这还有很长的路需要走。

柏拉图对于表象与本质曾经有这样一个比喻。设想在某个地穴中有一批囚徒。他们自小就呆在那里，被锁链束缚，不能转头，只能看面前洞壁上的影子。在他们的后上方有一堆火，还有一条横贯洞穴的小道。沿着小道筑有一堵矮墙，如同木偶戏中的屏风。人们扛着各种器具走过墙后的小道，而火光则把透出墙的器具投影到囚徒面前的洞壁上。囚徒自然地认为影子是唯一真实的事物。如果他们中的一个人碰巧获释，转过头来看到了火光与物体。那么他最初会感到困惑，他的眼睛会感到痛苦，他甚至会认为影子比它们的原物更真实。如果有人进一步拉他走出洞穴，来到阳光下的世界，他会感到更加眩目，甚至会发火。起初，他只能看事物在水中的倒影，然后才能看阳光中的事物，最后甚至能看太阳。到那时他才处于真正的解放状态[1]。在这一隐喻中，洞穴之中的世界相当于表象世界，洞穴外面的世界则相当于本质世界，而洞穴中的囚徒即代表了人类的状态。柏拉图的这一隐喻揭示了本质与表象之间的矛盾以及人类可悲的认知状态。

人类对事物的认识往往是通过辨别事物所表现出来的特性并与其他事物相互区别，其能被观察到的特性往往是事物本身想传达的信息，即容易发现并赋予意义的表象。由此会引发对表象之下的本质的思考：表象是事物以外在的呈现方式传达给人们的信息，而本质是事物本身固有的属性、面貌及发展变化中的根本性质。事物的表象是易发现的，而事物的本质是隐蔽的。由于表象只是事物的一种外在、偶然的属性，即这个表象有可能表达事物的本质，即事物的本原，也有可能只是偶而与事物有些联系的外在现象。因此，表象不一定预示事物的本质，而一些复杂变化多端的表象也往往难以判断事物的真实本质。

如果我们在现实生活中仅以事物的表象看问题，自然会有种似是而非的不真实感。不能知晓我们表面上确认的事情是否是真实的，表面上看起来没有问题的事情是否真是如此。那么，究竟如何才能探求事实的相对真理以获得内心的安稳？“在实在论者看来，世界独立于我们的价值观和理论承诺，科学的任务在于精确地表现世界。虽然知识是可以出错的，但是它在发展过程中依然是向真理的不断逼近。”[2]我们是否应从事物的表象出发去分析，找出表象与本原的必然联系，抓住事物的本原并据此看待问题呢？是否这样才能看清事物的真实面目，从而避免造成错误的理解呢？当然，事实也许并不是如此简单。

王确，北京大学第五临床医学院，卫生部北京医院。

然而，表象与本质的关系在医学领域也是相同的，福柯认为："对患者身上的疾病的感知预设了一种关注特质的目视，为了掌握疾病，必须关注病灶。"[3]此语明确了在临床医学中观察表象对于诊断乃至治疗的重要性。诊断和治疗等多方面便与上述所提的理论息息相关。疾病的发生是一个复杂的发生过程，其发病机制复杂多变，并且由于机体是一个整体运作的多器官系统，各器官水平和细胞水平都存在多种方式的关联，从而产生相互影响，由此可判断其复杂性是相当高的。疾病是一种复杂的自然过程，其所表现出来的症状和体征等相对较为简单，是人们的主观感觉或者通过各种手段观察检测的，势必具有一定的表面性，而其内在的机制，即真正引起这种疾病表征的原因又存在多种可能，从而造成诊断上的困难。从古至今，随着时代的演变，人们对病因研究得越来越多，也越来越透彻。本文将从以下三个方面讨论现代性医学发展中的表象与本质的存在以及受其影响而产生的一些不同的结果。

首先，如哈金所说："科学并非是表象的集合，科学实践具有介入和改造世界的功能。"[4]在此，我们不得不提一下较为常见的消化道溃疡。在科学实验学研究并未发展得很好的阶段，一般认为消化道溃疡只是单纯的胃肠疾病，治疗时只是单纯地治疗溃疡本身。由于认为其为黏膜破坏型疾病，因而予以相应的保护黏膜的针对性治疗，但是患者经常出现复发或难治愈等情况。直至20世纪80年代幽门螺杆菌被发现以后，人们才了解到该病是由细菌引起的，开始根据病因进行抗菌治疗，从而达到了较少复发的结果。这个例子说明，在现代化的医学发展中，人们逐渐从对病灶病理特点的局部认识，扩展到对病因的研究，从而明确了疾病的病因，进而达到治标并且治本的效果。

其次，我们知道很多疾病的病灶并不会局限于最初的位置，这些病灶可转移至其他处；也有可能本来就来自于其他疾病；更可以同时存在多个疾病，只是由于其他疾病的严重性并不高因而并未显现。这样，当检测技术比较落后的时候，在诊断和治疗上多少会有一定程度的受限。如今，X线、CT及磁共振等检测设备不仅可以明确病灶的位置，还可以了解到其发展情况、代谢高低及预后情况。其他的生物化学指标检查、功能检查和细菌培养等也为明确诊断做出了很大的贡献。可见，随着现代技术的发展，可以帮助人们从表象深入本质。通过这些技术，使人们认识的表象更加贴近本质。

随着现代医学的发展，医疗检测技术越来越先进，对于发病原因和患病过程等，通过科学实验研究方法已在很大程度上得到更深入的证实。人类正在不断地由表象深入到对本质的认知。然而，这个过程需要漫长的时间，况且目前尚存在可知与不可知的争议。我们无法知道能够从多大的程度上去获得对本质的认识。毫无疑问，这个矛盾会一直存在。去实践以及研究如何在医学上解决这个问题，是我们所有从事医学研究的人员的使命和职责。现有的知识和技术总是远远不足的，每一项新发现都意味着之前对疾病的理解有一定的偏差。我们经常推翻了之前的理论而获得对疾病新的认知。从另一个角度来看，如果目前已有的技术和知识都值得怀疑的话，那么我们应该相信什么呢？或许循证医学是目前可供选择的良好方法之一。循证医学（evidence - based medicine，EBM），意为"遵循证据的医学"，又称实证医学。其核心思想是应在现有的最好的临床研究依据基础上作出医疗决策（即对患者的处理、治疗指南和医疗政策的制定等），同时也重视结合个人的临床经验[5]。循证医学不同于传统医学。传统医学是以经验医学为主，即根据非试验性的临床经验、临床资料以及对疾病基础知识的理解来诊治患者。循证医学并非要取代临床技能、临床经验、临床资料和医学专业知识，它只是强调任何医疗决策都应建立在最佳科学研究证据的基础上。可见，循证医学是基于大量数据收集证据，从结果出发考虑治疗方案，重视治疗的导向作用。如此说来，即使我们对中间过程并不明确，也可以找到一个无限趋近于理想结果的方向，并遵循这个方向达到目的。从某种程度上讲，这也就是一个使人们获得的表象无限趋近于本质的过程。

综上所述，我们可以看出，表象和本质之间是存在矛盾的，并且人们对本质的认知是随着时代而进步的。科技的发展以及人类文明的演化都在推进表象一步步地接近本质。默顿（PK. Meifon）提道："科学的制度性目标是扩展被证实了的知识。实现这种目标所应用的技术方法提供了贴切的关于知识的定义，知识是经验上被证实的与逻辑上一致的对规律（实际是预言）的陈述。制度性规则（惯例）来源于这些目标和方法。学术规范和道德规范的整体结构将实现最终目标。"[6]默顿提出了科学性目标的发展。但我们知道，人类的认知过程是无止境的。我们需要一些理念和工具，在充满表象的茫茫黑暗里为我们点上一盏通往本质道路的明灯。毫无疑问，对于医学领域而言，循证医学是一盏可以借用的明灯。同时，很多其他理论或技术还有待于研究和探索。医学既是一门研究性学科，也是一门应用性学科。医学并不是单纯地对本质的研究，脱离实际的医学是毫无意义的。因此，如何应用这些工具，如何把握经验医学与循证医学之间的平衡，都是我们需要深入思考的问题。只有合理地去贯彻这些理念，对医学来说，才能在表象和本质之间找到一个自由点，才能使医学真正地造福人类。

参考文献

[1] 柏拉图著．郭斌和，张竹明，译．理想国．北京：商务印书馆，1986：514-521.
[2] 孟强．从表象到介入——科学实践的哲学研究．浙江：浙江大学，2006：31.
[3] 米歇尔．福柯著．刘北成，译．临床医学的诞生．南京：译林出版社，2011：17.
[4] 哈金著．王巍，孟强，译．表征与干预．北京：科学出版社，2011：167.
[5] 李幼平．循证医学．北京：高等教育出版社，2009：31.
[6] 罗伯特·默顿著．鲁旭东，林聚任译．科学社会学．北京：商务印书馆，2003，上册：365.

聚焦生命：生命的本相与实像

葛志朴

薛定谔（E. Schiodinger）于1943年写了一本书《生命是什么》（*What is Life*）。这本书不仅提到了生命的物理属性这一概念，也为分子生物学的诞生做了概念上的准备。分子生物学的兴起是自然科学的一件大事，它使整个生命科学的研究上升到一个全新的阶段[1]。而医学作为生命科学的重要组成部分，其所受分子生物学的渗透和影响尤其重大。随着医学影像学技术的不断发展和进步，越来越多的影像学技术被应用于医学临床，并在成像质量上逐渐提升。然而，现代影像技术在大幅度提高疾病诊断能力的同时，也受到了一些如“视觉霸权论”和“技术悲观主义或技术批判论”等观念的质疑。阅读薛定谔的《生命是什么》一书，为如何看待这种质疑提供了新的视角。

薛定谔是奥地利物理学家。在20世纪的前30年中，物理学经历了一次大革命，解决了微观运动的基本规律问题。生活于这一时代的薛定谔于1926年提出了波动力学是量子力学的标准形式之一的论断。薛定谔也因此而获得了诺贝尔物理学奖。后来，他的兴趣转向了生命科学。1943年他写的《生命是什么》一书不仅提到了“生命的物理属性”这一概念，也为分子生物学的诞生做了概念上的准备[2]。现将对本书进行介绍和探讨。

一、生命的本质以及科学研究的“客观性原则”

《生命是什么》分为两个部分。第一部分解读了生命的物理构成和遵守的一些物理规律。在此大致谈了三个问题，第一个问题是生命是由亿万个原子组成的，而亿万个原子在做无序的热运动。人无法感知每一个原子，只有原子数目大到一定程度后，才能显示一定的规律。本书介绍了有机体最具活性部分的原子排列及其相互作用方式，以及染色体遗传和突变的具体过程。第二个问题是从量子力学的角度论证了基因的持久性和稳定性。第三个问题是提出了生命从环境中抽取“序”来维持系统的概念。所谓“不识庐山真面目，只缘身在此山中”。每个人从出生到长大，他眼中的世界一直是自己看到的、经历到的和别人讲述的世界。对于物质的微观结构，人的肉眼是无法看到的，我们的眼中只有胳膊、腿和人，而没有原子、分子、激素和蛋白质。对于医学，我们的眼中只有疼痛、创伤和临床表现，而没有激素分泌异常、染色体缺失或者多了某个致病基因。既然生命是由物质组成的，由原子构成分子，由分子构成晶体，由晶体构成组织，由组织构成器官，由器官构成生命，那么医学影像学无非是用物理的方法显示物理的组成。既然生命是由原子和分子组成的，那么基于原子核在磁场下发生自旋而产生的磁性所得的MRI成像只是客观地反映构成人体的某一部位的原子磁性的物理规律。既然生命是由不同的组织构成的，那么由于不同的组织对X线的衰减系数有所不同，那么所得到的X线片或CT也只是在客观地反映身体

葛志朴，北京大学口腔医院。

内部组织的X线衰减性质而已。读了《生命是什么》一书，使我加深了对“生命是由物质组成的”这一概念。第二部分主要是从哲学和逻辑学角度探讨了意识和客观世界的关系，指出意识的形成与生物体的学习密切相关，意识对生物进化有反作用，并阐明了“客观性原则”作为一种科学方法的必要性。同时，薛定谔也指出，在做科学研究时必须借助于仪器，但仪器永远无法代替观察者，观察者的感官最终还是要介入的，因此这是一对矛盾。

二、我理解的“视觉霸权”和“技术悲观主义”

麦克卢汉（M. Mcluhan）指出[3]，用眼睛代替耳朵去处理和把握世界，是人类告别愚昧、走向文明的标志，但这并不意味着人类就此找到了完善自身感官的可靠形式。“眼睛不具备耳朵那种敏感的感知力”“中国文化比西方文化更高雅，更富有敏锐的感知力，对其合理的解释就是中国人是偏重于耳朵的人”。列文（DM. Lenin）引用艾克哈特（M. Eckhart）的话说道：“倾听可以给人带来更多的东西，而看则使人失去更多的东西……因为倾听这个永恒世界的能力是内在于我的，而看的能力却是外在于我的。这是由于在倾听时我是恬静的，而在看时我是活跃的。”[4]“倾听是亲近性的、参与性的、交流性的，我们总是被倾听到的所感染。相形之下，视觉却是间距性的、疏离性的，在空间上同呈现于眼前的事物相隔离。”由此可见，医学对人文的排斥始于视觉崇拜，以及对倾听的否定。杜威（J. Dewey）[5]也指出：“耳朵同思想和情感之间的联系，比起眼睛来说要格外地密切与多样。视觉只是旁观者，听觉才是参与者。”从海德格尔（M. Heidegger）到桑塔格（S. Sontag），几乎没有哲学家与思想家喜欢医学中的“影像霸权”，常常给予或重或轻的鞭挞。但我认为，事实就是事实，尽管胚胎时最先发育的是听觉和嗅觉，其次是味觉和触觉，最后才是视觉，但在人的感官中，80%～90%的外界信息是通过视觉分析器进入大脑的。相形之下，听觉只占10%，嗅觉、味觉和其他感觉器官只占不到10%。人们对视觉的依赖性最高，因而视觉成为最重要的感觉器官。我们不能因为人们对视觉的依赖性最高就加上一个“霸权”的帽子。对医学来说，我们可以通过声音和听诊来确定一些诊断，但是能够发出声音的疾病和器官并不多，能够通过物理原理记录下来的声音表现也不多。此外，通过声音、嗅觉和触觉来诊断疾病也缺乏一定的标准化规范而无法大规模地培训和应用，所以才造成了在现代医学影像中以视觉为主。根据达尔文（CR. Darwin）的进化论观点，可见视觉作为医学影像学的绝对主导是有一定原因的。

很多学者对医学影像学的发展呈质疑态度。梅洛一庞蒂（M. Merleau-Ponty）指出，人们宁可相信摄影机拍下的照片，相信计算机运算出来的数据，也不再相信自己的眼睛[6]。桑塔格指出，医师总是拿着患者躯体的影像照片，信誓旦旦地对患者说这张照片有疾病的全部证据[7]。于是患者幻想着如果证据充足，就可将疾病击败，解除痛苦，送死神回老家。然而，这一切永远是一种假设，医学的不确定性、疾病进展与死亡降临的无常性，可不是一张或者一摞照片就能承载得下的。在此岸与彼岸之间，永远隔着一条河。影像对真相的呈现，也同样隔着一种莫名的选择。临床大师都可能会抓住伟大的瞬间，创造出美妙绝伦的艺术和神奇的诊疗，但背后流淌的依然是对艺术和诊疗永恒的不安。

诚然，任何一种现代影像技术都会出现误诊。但是导致误诊的原因可以大致分为两类。第一类是由于技术原因出现的成像伪影即错误影像，第二是由于医师对于正确影像的错误解读。现实世界是庞大与错综复杂的，疾病也是错综复杂的。对于技术原因导致的误诊，可以通过观察一实验一经验的方式去防止；医师对于正确影像的错误解读，可以通过经验的不断积累和规范化培训逐渐完善。医学具有极大的不确定性，医学影像学检查也不可能诊断出所有的疾病，临床医务工作者也不应100%地信赖影像学检查。医学影像科在医院中属于医技科室，影像检查也只是一种辅助诊断的技术手段。即便是作为“金标准”的病理检查，也会出现误诊和不确定。在医疗过程中，最重要的永远是医师。医师应结合患者的临床表现和主诉，以及视、触、叩、听和其他辅助检查做出诊断与治疗计划。

在已经建立的技术理论中，一种是工具论，另一种是实体论。芬伯格（A. Feeberg）提出了技术批判论[8]。工具论是一种广为接受的技术观，它建立在常识的基础上，认为技术是服务于使用者目的的“工具”，技术被认为是中性的，没有自身的价值内容。工具论包括四个原则：①技术作为纯粹的工具，与它被应用而得以实现的目的无关。②技术与政治无关。③技术体现了真理的普遍性。④技术在任何一种情境中都在本质上保持着同样的效率标准。我认同这种技术的中性观点，并认为现代医学影像技术所受到的人文及哲学方面的质疑是没有必要的。

参考文献

[1] 刘华．分子生物学在医学中的应用．医学装备，2004，12：38.
[2] 埃尔文·薛定谔．生命是什么．长沙：湖南科学技术出版社，2003.
[3] 麦克卢汉．麦克卢汉精粹．南京：南京大学出版社，2000.
[4] Lenin DM. The Listening Self. Routledge，1989.
[5] Dewey J. The public and its problems. Ohio：Ohio University，1954.
[6] 梅洛·庞蒂．知觉现象学．商务印书馆，2001.
[7] 苏珊·桑塔格．论摄影．上海译文出版社，2008.
[8] 安德鲁·芬伯格．技术批判理论．北京大学出版社，2005.

疾病叙事：执手相望，娓娓道来

杨新蕾

治疗疾病的医学，它生病了！

许多人将医师当作侦探，对此我并不同意。这样的看法会让医师眼里只有病而没有人；只有公共指征，没有个别镜像；只有技术，没有关爱；只有证据，没有故事；只有干预，没有敬畏；只有护理，没有沟通；只有救助，没有拯救。医学应该具有回应他人痛苦的能力，医师是产生这种回应的主体。如何能够更好地回应他人的痛苦，哥伦比亚大学医师卡伦（R. Charon）在《叙事医学：尊重疾病的故事》（Narrative Medicine：Honoring the Stories of Illness）一书中为我们娓娓道来。叙事医学是用叙事能力来实践的医学，对患者的故事进行认知、吸收、阐释并为之感动。有时这种感动就是对患者痛苦最好的回应。在这样的模式下，我们与患者执手相望，体验疾病带来的痛苦并与之共情，让患者不再是“一只会喘气的瘤子”，让医师的眼中既有病，也有人。

医学知识体现的是一种逻辑范式思维。然而，在专业人员掌握医学知识并将其应用于具有丰富特异性的患者个体时，必然会产生分歧。将医师与患者隔离开的具体的分歧是关于对死亡的看法、患病的情形、对疾病病原学的理解以及引发痛苦的情感因素。在医学的实践中充满着对生命时间层面的关注、描述个性的努力、解密情节的冲动，以及对治疗的主体间性和伦理特性的意识。由此，可以归纳出医学叙事的五种特征——时间性、独特性、因果/偶然性、主体间性和伦理性。在审视这些医学叙事特征的同时，让我们回望医疗中的分歧。这些分歧都与医学的叙事特征直接呼应。叙事是与逻辑科学范式不同的思维模式，在弥合这样的分歧中叙事的方式必将发挥重要的作用。

循证医学教育是医学继续教育中最重要的课题之一。在各方面的共同努力下，循证医学的观念在医师的心中已经深深地扎下了根。但是循证医学所循的“证据”，多数是各种各样的检验或检查结果，带来的结果是医师不断地使用各种各样高精尖仪器手段去检测，从而获得大量数据并进行分析，以期更加准确地认识疾病。这种方式带来的就是“去人性化”，使医学行为丢失了仁爱的圣杯，被技术主义所绑架，被消费主义所裹挟，成为不可爱的医学，于是就造成了医患之间的“失语”“失联”和“失信”。疾病也被数据化，而患者不过是这些疾病的载体而已。如果患者不配合，反而会遭到埋怨，因为他们的不配合影响和阻止了我们的“医学家”去探索未知，认识疾病，耽误了他们“除人类之病痛，助健康之完美”。此时此刻的医学是冷漠的医学、单边的医学及唯技术的医学，是以牺牲患者和医师的关系为代价的医学。医师似乎没有时间去思考和理解患者所要面对的痛苦，此时医师往往表现为理性沉默的强者形象。医学术语变得十分专业。我们在病历上只会见到反复的记述，却找不到患者对疾病是如何看待的。医师们扛着专业主义的大旗踽踽独行，而患者面对艰难的生命常无所是从。医疗纠纷层出不穷，医患关系也不断恶化，医患矛盾也在不断升级。尽管笔者举出了循证医学的弊端，但并不是反对循证医学。循证医学给医疗实践带来了更多的理性。面对性命相托的责任，我们必须保持理性。但就像硬币有两面一样，因

杨新蕾，北京大学第一医院。

为我们面对的是活生生的生命，而非冷冰冰的疾病载体，患者期望医师能够理解和见证他们的苦难，并在这个过程中与他们同在。这时我们的医疗从业者也需要进行自我反思，坦诚地面对医疗实践中的困惑，感知疾病与死亡对我们的意义。由此可见，必须对我们的医疗实践引入感性的光芒。

叙事医学就是这样的光芒，这是一种新的充满生机和活力的医学形式。叙事医学引导医疗从业者进入患者个体的日常生活，以及这些个体所必须应对的由病痛、伤残和死亡威胁等所创造的艰难生活的种种境遇。疾病叙事让我们明白疾病问题是如何被创造和被控制的，以及会产生何种意义，告诉我们文化价值取向以及社会关系是如何塑造我们的感知并监控我们的躯体，如何对身体症状和体征进行标示和归类，如何在特定的人生境遇中阐释和共情不适。医师对所面对的每一个患者所阐述的生理症状进行阐释，建构一个连贯、简约及回顾性的疾病编年叙事，同时也建构了一个基于治疗的前瞻性治疗叙事。临床阐释是从患者讲述故事开始的，并由医师对故事进行阐述，最后由医生与患者合作，叙述的治疗故事。这种方式为疾病重置了时间框架，为疾病事件建立了因果关系，确立了情节走向，更重要的是为疾病赋予了主题意义。来自“生活世界的声音”已久久地被“医学世界的声音”所压制，出现了很多问题，而叙事医学让“生活世界的声音”重新被医疗从业者聆听，医患之间重获沟通与信任。于是，在诊疗中我们会感受到各种各样有张力的、生动的生命故事。通过这样的方式，医师与患者之间少了一些紧张，多了一些活泼；少了一些冷漠，多了一些温暖。

叙事医学为单纯的生物医学解释恢复了人文关怀，符合社会一生物一心理现代医学模式。叙事医学所展现的伦理是一种把患者再塑造成人而非疾病载体的责任伦理。具体故事是这种塑造的媒介而非塑造本身。尊重和重视疾病的故事对医学伦理而言有重要的意义，主要体现在以下三个方面：第一，作为案例来教授基于原则的专业伦理；第二，作为道德指引来过一种更好的生活；第三，作为见证叙事，让我们检讨医学实践和伦理训诫。在这些故事中，我们也可以用心去书写“平行病历”，让我们思考和体味，也可以让我们更好地去理解原则主义伦理学的逻辑所无法判决的患者自主性和医师的权力滥用，更好地去“弥合裂痕”。通过叙事医学，可以让医疗从业者认识到，在医疗实践中医患双方都应该是主体，医患双方的故事是疾病发生、发展、诊断、治疗以及康复中不可或缺的一部分。这是一种信任的默契，影响着临床决策的有效性和伦理性。

叙事医学也从来没有要去反对科学、技术或循证医学。相反，叙事医学会让他们更有效，并以更温暖的方式服务患者。成就医学是叙事医学的本质和宗旨。从患者的角度，在医疗活动中叙事医学给患者及其家属提供了主动空间。这样的主动空间让患者在医师的帮助下对疾病再认知和再体验，也让患者及其家属在面对疾病和死亡时更有力量和尊严。从医疗从业者的角度，叙事医学也给他们提供了主动的空间，让他们更多地了解患者到底是一个怎样的人，需要怎样的帮助，让临床决策更有针对性，同时能够帮助他们消除职业倦怠感以及增强成就感。当然，叙事医学也给医疗从业者带来了挑战。临床医师不仅要有叙事医学的理念，还要有叙事医学所要求的叙事能力，更要培养“共情”的能力。在低层次上，这要求医师懂得恰当的沟通技巧，耐心倾听，善于询问。在高层次上，要求医师善于“共情”，在情感上树立医者仁心，通过叙事建立心与心的交流，更通过叙事传达医师的人文思维，通过叙事促进社会对医师工作的理解与“共情”。

2009 年美国医学院协会开展的调查显示，在所调查的 125 所医学院校中有 106 所开设了医学人文课程，其中 59 所将某种形式的叙事医学作为必修课。到今天为止，这种现象更加普遍。北美的大部分高校已将叙事医学纳入了医学院的核心课程。2009 年，哥伦比亚大学开始招收叙事医学方向的理学硕士。在我国，叙事医学也相继在北京协和医科大学和北京大学医学部逐渐开展起来，已经有越来越多的医疗从业者开始熟知叙事医学，也有越来越多的医疗从业者想要了解叙事医学。

让我们拥抱叙事医学吧！《叙事医学：尊重疾病的故事》一书既像是一位深邃的老者在向你诉说，因为它有的部分略微艰涩难懂；也像是一位幼稚的顽童在向你挤眉弄眼，因为它有的部分似乎滑稽可笑。这也是本书的趣味。“一千个读者，就有一千个哈姆雷特”。读完这本书后你会深思，你会感动，甚至你会流泪。希望每一个读者都能玩味其中，领悟真理。也希望这本书能把医学人文“这陂春水”搅动起来，让更多的医师主动地走近患者，走进患者的心里，然后执手相望，娓娓道来。

直面生死：陌上花开，可缓缓行

曹 汐

白袍掩盖了我的年轻稚嫩，掩盖了我的毫无经验，也掩盖了我的惴惴不安。可是，在医学的世界里，白袍非但没有给我提供隐形的庇护，反而迫使我毫无心理准备地接受这种特权。

——罗思曼（EL. Rothman）

我见过医院里身着白衣或从容或急匆匆穿行的医者，我见过医学院校园里青葱的树影下身着白衣成群结队的学生，我听过讲台上身着白衣的老师的谆谆教导，我还见过开学典礼上身着白衣郑重宣誓的医学生们……如果给医学世界里平淡无奇的白衣冠以“白袍”之名，倒是多了一份肃穆和庄严。这时的“白袍”，与其说是一种装束的描述，更像是一种身份的象征。“白袍”仿佛象征着医学世界的通行证，穿上与脱下之时，心情会有不同。

罗思曼创作的《白袍》（*White Coat*）讲述了一位哈佛医学生的自白。这是一段跌宕起伏的心路历程。故事是围绕着在哈佛医学院的学习与生活展开的，始于“白衣典礼”，终于“毕业时刻”。主人公艾伦讲述着医学生的使命、情感与责任。这其中有一些细微温情的体验，有一些惊异颤动的瞬间，还有一些对感动和认同的把味。这本书令同为医学生的我思绪蹁跹，从中获益匪浅。

全书共分为三部分，分别为“哈佛第一年”“哈佛第二年”和“两年临床实习”。第一部分短小精悍，主要介绍了哈佛的学习和生活环境以及艾伦对从医理想的思考。这时的她就像懵懂的小孩，对周遭充满着新奇与困惑。第二部分占全书比重的1/3。在这一阶段，艾伦开始更多地接触临床课程，并将重心逐渐转移至对医患沟通的探索、对医学伦理的体察以及对事业与婚姻的思考。第三部分共21章，讲述了艾伦两年的临床实习生涯。这是全书的重头戏，每一章都围绕着一个核心患者或核心科室展开。在这一部分此前艾伦所积累的体察和感悟集中爆发，故事联系着情感，情感渗透了故事，其视野也更为开阔，涉及医学伦理、社会生活、医疗结构和医患关系等方方面面。

正如艾伦本人所言，《白袍》并非简单的医学生活的写照，期间渗透着对伦理的感悟、对生命的感恩、对生命价值的困惑以及对情感的细腻思考。跟着作者的脚步，我们仿佛一起走过了医学院校的点滴时光，仿佛一起见证了艾伦和卡洛斯从相识相爱到双双毕业完婚的重要时刻，仿佛一起与一群性格各异而特征鲜明的良师益友打交道。合起书后，经典的画面便会在脑海里缓慢流淌，每一帧都很特别。

以医学为题材的作品并不在少数，它们是文学夜空中的一片星光。《白袍》就是一颗闪亮的星星。艾伦以女性特有的方式，将医学世界的生活娓娓道来，笔触细腻，真情流露，出彩非常。《白袍》之所以出彩，正在于它的真实性。它能引发其他医学生的巨大共鸣。你看，医学世

曹汐，北京大学医学部

界是怎样一个不同而别致的世界啊！想起当初，懵懂的我们推开医学院的大门，为每一块骨骼和肌肉感到惊异，为每一条血管和神经致以赞叹。我们仿佛行走在悠长的小径上，四周开满了不知名的花朵，朵朵沁人心脾，片片令人如痴如醉。我们在此汲取知识，孜孜不倦。那时候的我们哪里知道，“利多卡因”和“阿司匹林”会成为我们沟通的基本语言，“静脉推注”和“心肺复苏”会成为我们奉献社会的基本工具！当艾伦第一次来到解剖实习室时，胆怯得“不敢细看尸体，刚看到躯干，就把蓝色的牛津布重新盖了起来”，而两个月之后的艾伦，对人体结构已然了如指掌，“可以沿着脾动脉找到腹腔动脉，也可以通过臂丛神经找到正中神经，还可以标记出整个胃肠道的走向”。读至此处，顿觉滋味横生，不禁拍案叫绝，因为这简直就是我们局部解剖学课程的真实写照啊！

《白袍》之所以出彩，正在于它富有充沛的情感，使人不觉得索然无味。通过本书，我们可以读到艾伦对疾病和药物名称的兴奋和好奇，首次临床体检的尴尬与窘迫，对“全国医师执照考试”的焦虑，以及首次参观外科手术的恐惧。这些构成了艾伦在学习阶段的情感主旋律。而在临床实习的两年里，艾伦悄然转变着，从起初作为实习生的黯然被动到最后想要掌握静脉注射技术的迫切心情，从第一次犯错时将近自信心崩溃到谨慎泰然，这些情感的痕迹虽然没有被刻意描绘，但作为读者的我们总是能嗅出一些蛛丝马迹。一方面，跟随着作者情感的起伏涨落，从文字中汲取情感力量的过程令人感到兴趣盎然；另一方面，艾伦从“杨家有女初长成”似的小家碧玉成长为能够独挡一面的转变也令读者多了一些安心与欣慰。

《白袍》之所以出彩，正在于它的前瞻性，其中不乏值得借鉴的成功经验与失败教训，当然，也不乏时刻触动心弦的思想萌发点。例如，在关于临终者的故事中，艾伦探讨了拯救生命与死亡尊严的两难选择，诊疗效果和患者意愿的两难选择；在妇产科实习的故事中，穿插着女性医务工作者对即将成为母亲和医者双重角色的期待与焦虑；在“拒绝吃药的杰茜卡”故事中，医患沟通问题也被提到了风头浪尖。此外，除了艾伦攻读医学院这条主线外，《白袍》还埋下了一条副线，即艾伦与卡洛斯的情感线。艾伦与卡洛斯从相识、相知、相恋至最终双双毕业完婚，期间的些许波折，相互谅解的体贴，针对如何平衡事业与婚姻的探讨，也是本书的一大看点。

知书者懂书，阅读《白袍》时也的确需要一些技巧，以便更好地汲取其中的营养。医学生读者可常常联系自身学习和生活的体验。国内外医学教育的相似性使我们很容易就可以在书中找到与当前学习和生活相应的部分。一边回忆着自己的现状，一边对比着艾伦的情况，两者相较，总是能得到一些如何掌握生活节奏与方向的提示。对于还没有临床体验的医学生来说，后半部分恰巧可作为未来临床实习生活的指导，揣度艾伦在不同情境下的不同反应，设想在同等情境下自己的反应，日后也将更为游刃有余。

对于已经毕业的读者来说，如医务工作者们，不妨带着怀念的感情阅读本书，与艾伦一起重温当年学医的时光，回想起当年“头悬梁，锥刺股”的刻苦劲儿，回想起当年熬过的夜、做过的梦和谈过的人生，回想起当年那份纯粹而果敢的心情。“不忘初心，方得始终。”医学是终生的学习，终生的事业。为人宽厚、精益求精总是医者不能忘却也不敢忘却的事。

而对于没有医学专业背景的读者来说，他们可以从了解医学的目的出发，关注医学生的生活习惯与思维方式，关注医患沟通的方式。医患沟通是医患关系永恒的话题，它需要双方的共同努力才能取得成果，而成果的获得则是建立在双方的相互信任与理解的基础上。对于初中或高中的读者来说，本书所叙述的医学故事可能会使你对医学产生浓厚的兴趣，或许将来的某一天您也会成为医疗队伍中的一份子。

“在我来到医学院以前，我以为我知道‘我希望成为一名医师’是什么意思，但来了之后，我才发现完全不了解医师生涯代表了什么样的含义。”正如艾伦所言，站在圈外看圈内，只会觉得圈内似乎很大，而一旦涉足了医学世界，才能真正地感受到医学是没有边界的。然而这并不可怕，因为作为医学生的我们，每一天都在丰富自己，拉近与它的距离。

“崭新而陌生的”“有新衣折痕”的白袍，经过4年的朝夕相处后，“由于时间太久，它已经泛黄了，而且还有一个撕破的口袋需要靠订书针来固定”。艾伦所讲述的故事至此就结束了，然而，“医海无涯，医者之路也将永无止境。”

行在漫漫医者路上时，不要着急，正如陌上花开，可缓缓行矣。